La santé de Napoléon Ier

Médecine à travers les siècles

Collection dirigée par le Docteur Xavier Riaud

L'objectif de cette collection est de constituer « une histoire grand public » de la médecine ainsi que de ses acteurs plus ou moins connus, de l'Antiquité à nos jours.

Si elle se veut un hommage à ceux qui ont contribué au progrès de l'humanité, elle ne néglige pas pour autant les zones d'ombre ou les dérives de la science médicale.

C'est en ce sens que – conformément à ce que devrait être l'enseignement de l'histoire –, elle ambitionne une « vision globale » et non partielle ou partiale comme cela est trop souvent le cas.

Dernières parutions

Sous la direction de Xavier RIAUD, *Au service de l'histoire de la médecine. 2006-2023. Anniversaire d'une collection éditoriale*, 2023.

Élisabeth CLEMENTZ-METZ, *Les lépreux en Alsace. Volume I : Marginaux, exclus, intercesseurs ?*, 2023.

Élisabeth CLEMENTZ-METZ, *Les lépreux en Alsace. Volume II : Documents*, 2023.

Pierre AUBRY et Bernard-Alex GAÜZÈRE, *Formation et vie des médecins, chirurgiens et apothicaires de la Marine et des Colonies du XVIe à la fin du XIXe siècle en France*, 2022.

Jean DUPOUY-CAMET, *La mission d'étude française de 1866 sur la trichinose en Allemagne*, 2022.

Xavier RIAUD, *Grands dentistes résistants. Pour la France !*, 2022.

Sous la direction de Dominique LE NEN et Pascal BRIOIST, *Léonard de Vinci. Le corps... à la croisée des sciences et de l'art*, 2022.

Michel A. GERMAIN et Corinne BECKER, *Guérir du Lymphœdème. Histoire et avancées médicales*, 2022.

Maxime GATELIER, Quentin LECARDINAL, *Prothèses dentaires de soldats de la Première Guerre mondiale. Etude médico-légale*, 2022.

Philippe HECKETSWEILER, *Les maladies et la mort de Gustave Flaubert. Rouen 1821 – 1880*, 2022.

Xavier Riaud

La santé de Napoléon Ier

Préface du général Michel Franceschi

L'Harmattan

5-7, rue de l'Ecole-Polytechnique, 75005 Paris
http://www.editions-harmattan.fr
ISBN : 978-2-14-034015-4
EAN : 9782140340154

Je ne crois pas en la médecine, je crois en Corvisart.

Napoléon

Préface

On ne présente plus le docteur Xavier Riaud qui fait autorité comme historien du service de santé de l'épopée napoléonienne, comme en témoigne sa riche bibliographie. Ce nouvel opus, que j'ai grand plaisir à préfacer, complète et précise en bien des aspects la connaissance de l'environnement médico-chirurgical de Napoléon Ier.

Nul doute que les spécialistes seront comblés, tandis que les férus d'histoire napoléonienne se sentiront ravis d'emprunter des sentiers rarement battus.

Et je peux vous assurer que pas un lecteur ne perdra son temps à la lecture de cet excellent ouvrage…

Général Michel Franceschi
Général de Corps d'Armée (2S)
Commandeur de la Légion d'honneur
Historien napoléonien

Avant-propos

Tout le monde a entendu, une fois au moins dans sa vie, le nom *« Napoléon »*, a croisé une de ses statues ou circulé dans une rue portant son patronyme, a assisté à une fête commémorative ou a feuilleté un livre lui rendant hommage. Des sociétés historiques fleurissent partout dans le monde qui s'intéressent à son œuvre. Il fait l'objet d'une multitude d'articles et de livres partout dans le monde et dans toutes les langues. Il constitue certainement, tout du moins l'Empire, une source d'études et de recherches les plus développées, les plus intarissables qui soient.

En effet, celui-ci s'érige dans notre société contemporaine comme un pilier fondamental et incontournable de l'histoire de notre nation, un patrimoine emblématique de notre vie de tous les jours. De nombreuses institutions de notre pays ont été créées par lui. Elles sont devenues essentielles et le sont toujours aujourd'hui.

Le sacre de l'Empereur (1804), le Soleil d'Austerlitz (1805), le vainqueur de la bataille de Iéna (1806), de celle de Wagram (1809). Un mythe, une légende, mais aussi un homme très autoritaire. Celui-ci a tenu l'Europe tout entière dans sa seule main. Mais, ses défaites (Aboukir (1798), Trafalgar (1805), Waterloo (1815) par exemple) ne nous rappellent-elles pas que cet homme, aussi grand a-t-il pu être, n'en a pas moins été qu'un homme avec ses forces certes, mais aussi ses faiblesses et ses failles ?

Napoléon, ses maladies, ses blessures

Pour comprendre les rapports de Napoléon à la médecine, il me semble important de détailler les éventuelles maladies que l'Empereur des Français a pu contracter, ainsi que ses blessures sur les différents champs de bataille en Europe. Pour la seule période de son exil à Sainte-Hélène, un survol succinct de son état de santé a été entrepris, la symptomatologie qu'il y a développée étant parfaitement connue jour après jour.

Aucune maladie notable n'est mentionnée dans son enfance. Aucun soin répertorié à l'École royale militaire de Paris.

1785 : Bonaparte est lieutenant en second à la compagnie de Bombardiers du régiment de la Fère en garnison à Valence et à Lyon. Il a une fièvre dont peu de choses sont connues. Une demoiselle genevoise se serait occupée de lui (Boigey, 1930).

1786 : De retour en Corse, il obtient un congé de plusieurs mois parce qu'il est en mauvaise santé. Il part à la station thermale de Guagno, près d'Ajaccio. Revenu à Auxonne, il contracte le paludisme. Le chirurgien major du régiment, Bienvelot, le soigne.

1790 : Bonaparte quitte Axonne avec un nouveau congé de convalescence. Il se rend à la station thermale d'Orezza.

Printemps 1791 : Nommé à Valence, il fait une rechute de fièvre palustre très sévère. Il est soigné par le chirurgien du régiment, Parmentier.

1793 : Bonaparte attrape la gale. Il est soigné par Desgenettes.

1796 : Au moment de prendre le commandement de l'armée d'Italie, sa santé est fragile. Il est maigre, son aspect est maladif et il tousse sans discontinuer (Boigey, 1930).

1797 : De retour d'Italie en septembre, il donne sa démission au Directoire. Le prétexte avancé est qu'il se porte mal et qu'il a besoin de se reposer. Se sentant mieux, il accepte en fin d'année la responsabilité de l'armée d'Égypte. Malgré tout, il est dépeint par un proche comme très maigre, de teint jaune, avec des globes oculaires enfoncés dans leurs orbites et des poussées de fièvre très fréquentes. Corvisart l'ausculte et diagnostique une inflammation pulmonaire. Bonaparte tousse beaucoup et a régulièrement des points de côté.

Au retour d'Égypte, devenu Premier Consul, son aspect est toujours aussi souffreteux. Le teint jaune, il est très maigre, ce qui est une évidence pour tous ceux qui croisent son chemin.

1803 : Bonaparte est à Bruxelles. Il est très malade. Les symptômes portent sur la poitrine. Il crache du sang. C'est une congestion pulmonaire. Corvisart le soigne avec des vésicatoires et des règles hygiéno-diététiques.

1804 à 1807 : Son état général est satisfaisant. Rien dans sa correspondance ne trahit un quelconque embarras. Il semble à son apogée sur le plan physique. Il lui arrive de prendre des bains chauds plusieurs fois par jour pour se délasser, en particulier lorsqu'il est éreinté. Sa bonne santé passait aussi, selon lui, par un exercice quotidien assidu : longues randonnées, chasse des journées entières ou des « courses exténuantes » (Boigey, 1930). Il aime la sensation de sudation.

Pourtant, le 10 septembre 1804, dans les *Mémoires* de Constant (2000), son domestique, relate que : *« L'Empereur dans la nuit précédente... avait eu un fort choc nerveux ou une crise épileptique, mal par lequel il était possédé. »* En 1805, Talleyrand affirme à propos de Napoléon : *« Il gémissait et il bavait, il avait des espèces de convulsions qui cessèrent au bout d'un quart d'heure... »* Une biographie de 1838 signale : *« Dès sa jeunesse, il avait des crises épileptiques. C'est ainsi que, durant sa scolarité à Paris, il eut comme punition de manger agenouillé, mais une si forte crise le traversa qu'il fut mis fin à sa punition. »* Ses crises, si elles ont existé, étaient rares et n'ont pas gêné son activité. Il est important de mentionner qu'aucun de ses médecins traitants n'a rapporté de diagnostic d'épilepsie ou de symptômes équivalents présentés par Napoléon (Deutsches Epilepsiemuseum, 2002).

Fin 1808 : Des crises de douleurs gastriques intenses et répétées se manifestent pour la première fois. Corvisart est convaincu que l'Empereur prend ses repas trop vite. Napoléon commence à grossir.

1809 : Alors au château de Schönbrunn à la fin de juillet, une éruption à la partie postérieure du cou survient qui alarme tout l'entourage au point de consulter l'ancien médecin de Joseph II, Jean-Pierre Franck, qui diagnostique un vice dartreux, ce qui est très grave. Corvisart est appelé en urgence. De Paris, il rejoint Schönbrunn à bride abattue. Le Premier médecin rassure tout le monde et applique un simple vésicatoire qui guérit Napoléon en 4 jours. Sans récidive.

À partir de 1812 : Sur un des deux bulletins de santé du médecin Mestivier en date du 5 septembre 1812, il est fait état d'un gros rhume avec une extinction de voix qui aurait empêché l'Empereur de parler et de dicter sa correspondance. Il lui signale que ses jambes ont gonflé et qu'il urine à peine. Dans la nuit du 6 au 7 septembre, le médecin constate que l'état clinique de Napoléon se dégrade avec un œdème aigu du poumon par probable trouble du rythme cardiaque (arythmie par fibrillation auriculaire) marqué par *« une toux continuelle et sèche, une respiration difficile et entrecoupée. L'urine ne sortant que goutte à goutte est bourbeuse et sédimenteuse. Le bas des jambes et les pieds extrêmement œdématiés. Le pouls serré, fébrile et irrégulier »*.

Nous sommes à la veille de la bataille de la Moskowa et cette altération de sa santé se poursuit plusieurs jours (Boigey, 1930). À la demande de Ségur, le chirurgien Yvan rédige deux notes qu'il ne signe pas. *« L'Empereur était très accessible à l'influence atmosphérique. Il fallait chez lui pour que l'équilibre se conserve que la peau remplit toujours ses fonctions.*

Dès que son tissu était serré, par une cause morale ou atmosphérique, l'appareil d'irritation se manifestait avec une influence plus ou moins grave et de la toux, et l'ischurie se prononçait avec violence. Tous ces accidents cédaient au rétablissement des fonctions de la peau. Dans la journée du 5 au 6, il fut tourmenté par le vent de l'équinoxe, les brouillards, la pluie et le bivouac. Les accidents furent assez graves pour être obligé de les calmer à la faveur d'une potion qu'on alla chercher dans la nuit à une lieue du champ de bataille. Le trouble fut assez grand pour donner lieu à de la fièvre, et ce ne fut qu'après quelques jours de repos soit à Mojaïsk, soit à Moscou que la toux et l'ischurie cessèrent. » Ségur lui demande alors des précisions. Yvan répond : « *La constitution de l'empereur était éminemment nerveuse. Il était soumis aux influences morales et le spasme se partageait ordinairement entre l'estomac et la vessie. Il éprouvait, lorsque l'irritation se portait sur l'estomac, des toux nerveuses qui épuisaient ses forces morales et physiques au point que l'intelligence n'était plus la même chez lui. La vessie partageait ordinairement ce spasme, et alors il se trouvait sous l'influence d'une position fâcheuse et dégradante. Le déplacement à cheval augmentait les souffrances. Il éprouvait l'ensemble de cet accident au moment de la bataille de Mojaïsk au point qu'on fut obligé dans la nuit du 6 au 7 d'envoyer faire préparer une potion par son pharmacien qui était avec les gros bagages à une lieue de distance.* » (Boigey, 1930)

Fin 1813 : À Dresde, il souffre plusieurs jours de coliques hépatiques. Au cours de la bataille de Leipzig, il a de nouveau des douleurs gastriques et hépatiques extrêmement violentes à la limite du supportable. Sa santé ne s'améliore pas pendant la campagne de France.

Nuit du 12 au 13 avril 1814 : épisode dépressif. Napoléon fait une tentative de suicide. Il est sauvé in extremis.

De mars à mai 1815 : Astreint à siéger à son bureau en permanence pour réorganiser son armée et son gouvernement, soumis à un stress et à un surmenage considérable, il est assailli en permanence par de nouvelles crises gastriques très douloureuses. Il connaît d'énormes difficultés à uriner, ce qui l'épuise considérablement.

16-17 juin 1815 : La veille de la bataille de Waterloo, il est repris par des douleurs similaires à celles ressenties à Leipzig en 1813. Il ne dort pas cette nuit-là et somnole le matin.

18 juin 1815 : Le matin de la bataille, il se serait fait soigner pour des hémorroïdes très fréquentes chez les grands cavaliers (Mason, 2010). D'autres auteurs affirment que, ce matin-là, ce sont des maux d'estomac qui le taraudaient fortement.

1816 : Le captif grossit beaucoup, ressent des douleurs constantes au côté droit et voit ses jambes enflées. Napoléon se plaint de rhumatismes, mais ne marche pas et ne fait plus d'exercice, ce que son entourage lui reproche. Las Cases relate qu'il fait un abcès dentaire énorme qui perdure du 26 octobre au 9 novembre 1816 (Las Cases, 1999).

1817 : Napoléon présente un syndrome scorbutique. En juillet, un autre abcès dentaire se déclare. Le 16 novembre 1817, selon Montholon, suite à un nouvel abcès dentaire, O'Meara lui enlève une dent (Bastien & Jeandel, 2005).

1818 : Il ne dort plus. Il ressent une douleur sourde à l'estomac et présente des troubles de gravelle urinaire. Conscient, il évoque une mort prochaine. Selon Bertrand, il connaît d'autres problèmes dentaires dans l'année.

1819 : Napoléon fait une syncope. Les douleurs au ventre du côté droit sont insoutenables. Le médecin anglais Stokoe diagnostique une hépatite. *« Napoléon était étendu sur un sofa, le teint jaune, les traits tirés. Sa douleur au côté persistait. Une légère pression à l'endroit qu'il indiqua lui arracha une plainte. »* Il prescrit à son patient une clystérisation, puis une saignée suivie d'une purgation. La santé du malade s'améliore (Stokoe, 2008).

Août 1819 : Bertrand signale à Hudson Lowe que son prisonnier souffre énormément.

Septembre 1819 : L'état de santé du général Bonaparte semble s'améliorer sous l'effet du traitement recommandé par Antommarchi, nouvellement arrivé sur l'île, qui le rencontre le 23 du mois. Le captif retrouve de l'entrain et sa constitution est meilleure, mais cela ne dure pas (Antommarchi, 1825). *« Je me suis rendu auprès de l'Empereur. Il reposait sur un lit de campagne, la pièce était éclairée, j'ai pu observer les progrès du mal. L'oreille était dure, la face terreuse, les yeux livides, la conjonctive d'un rouge mêlé de jaune, le corps entier d'un excessif embonpoint, et la peau très pâle. J'examinai la langue, elle était couverte d'un léger enduit blanchâtre ; les éternuements étaient violents, prolongés, entrecoupés d'une toux sèche, suivie d'une expectoration visqueuse qui variait d'un instant à l'autre. Les narines étaient cernées, engorgées ; la sécrétion de la salive devenait parfois abondante, et le bas-ventre était un peu dur au toucher. Le pouls petit, mais régulier, donnait environ soixante pulsations par minute. Ces symptômes me parurent inquiétants. J'examinai mieux et m'aperçus que la `partie du lobe gauche du foie qui correspond à la région épigastrique était comme endurcie, extrêmement douloureuse à la pression. La vésicule du fiel était pleine, résistante, faisait saillie au dehors de l'hypocondre droit, près du cartilage de la troisième fausse côte. Des souffrances vagues se faisaient sentir dans les régions costales et lombaires du côté droit ; une douleur plus ou moins vive s'était fixée autour de la mamelle, et Napoléon éprouvait un sentiment de malaise extrême à l'épaule droite. Sa respiration devenait plus difficile lorsqu'on exerçait une pression perpendiculaire au scrobicule du cœur. Il se plaignait aussi d'une douleur d'intensité variable qui affectait depuis longtemps l'hypocondre droit. Elle était interne ; il cherchait à en préciser le lieu, il disait qu'elle était à deux pouces de profondeur. Il était depuis quelques jours sans appétit. Il avait des nausées, des vomissements. Il rendait des amas de matières tantôt âcres, tantôt bilieuses. Les urines,* *quoique fréquentes, étaient naturelles. D'abondantes sueurs avaient lieu chaque jour. »* (Antommarchi, 1825)

Mars 1820 : Ses douleurs hépatiques et à l'estomac sont permanentes. En octobre, il vomit. Les expectorations qui en découlent sont inquiétantes.

10 avril 1821 : Selon Arnott qui doit fournir un compte rendu journalier à Hudson Lowe, Napoléon se plaint de son foie.

11 avril : Il ressent de la chaleur au foie.

12 avril : Napoléon s'inquiète devant son état de faiblesse et son peu d'appétit.

13 avril : Son ventre est tendu comme un « tambour ».

14 avril : Il a mieux mangé le matin.

15 avril : Il a pris quelque nourriture, mais se plaint de son foie.

17 avril : Il a demandé à manger.

18 avril : Il vomit ce qu'il vient de manger (en l'occurrence une soupe de vermicelle). Sensation de chaleur à l'hypocondre droit.

19 avril : Douleur et chaleur au « scrubicule du cœur ».

20 avril : Il mange un peu.

22 avril : Il vomit davantage. « L'estomac est le siège de son mal ». Sensation de chaleur et de sécheresse.

24 avril : Il vomit aussitôt ce qu'il mange.

25 avril : Même chose.

26 avril : Il se plaint de son estomac et de son foie.

27 avril : L'Empereur, alité, vomit continuellement et est très mal.

29 avril : Il délire.

30 avril : Il mange peu.

3 mai : Administration de 10 grains de calomel par Arnott à 18h00 après un conciliabule entre médecins anglais.

4 mai : Hoquet intense.

Nuit du 4 au 5 mai 1821 : Coma. Les médecins anglais lui ont administré des vésicatoires aux jambes et au sternum, des sinapismes aux pieds qui n'ont eu aucun succès (Boigey, 1930).

5 mai 1821. Décès à 17h49. Il avait 51 ans (Benhamou, 2010).

. Tous ses proches (Antommarchi, Montholon ou encore Mameluck Ali) jusqu'à son gardien Hudson Lowe ont attesté de sa maigreur lors de son agonie. Il avait littéralement fondu.

Napoléon a toujours essayé de tenir secrets ses malaises et ses blessures pour éviter que la confusion et le désordre ne s'installent. « *Il avait été très souvent exposé dans ses batailles ; mais on le taisait avec le plus grand soin. Il avait recommandé, une fois pour toutes, le silence absolu sur toutes les circonstances de cette nature* (Las Cases, 1999). » Pourtant, Antommarchi fournit un détail très précis des blessures de l'Empereur dans son rapport d'autopsie : « *Le corps présentait (...) plusieurs cicatrices, à savoir : une à la tête, trois à la jambe gauche, dont une sur la malléole externe, une cinquième à l'extrémité du doigt annulaire ; enfin, il en avait un assez grand nombre sur la cuisse gauche* (Antommarchi, 1825). »

Suite à un accident de calèche dans la jeunesse, il perd connaissance.

16 décembre 1793 : Au siège de Toulon, Bonaparte décide de mener l'assaut. Son cheval est tué et le jeune officier français décide de continuer à pied. Il est blessé grièvement à la cuisse par un coup d'esponton donné par un Anglais. Le rapport d'autopsie mentionne une « *dépression profonde et pouvant admettre le poing* » dans la cuisse gauche, un peu au-dessus du genou (Antommarchi, 1825). Napoléon a affirmé à Las Cases qu'il a pensé perdre sa jambe. Le chirurgien Hernandez voulait l'amputer, mais sa cuisse a finalement guéri grâce aux bons soins de Jean-Mathieu Chargé (Las Cases, 1999 ; Goldcher, 2004).

Selon Boigey, il aurait été blessé à l'arme blanche à la cuisse et aurait été soigné par Hernandez, chirurgien de la marine et plus tard professeur dans les écoles de médecine navale de Toulon et de Rochefort (Boigey, 1930).

Décembre 1795 ou janvier 1796 : Avant de passer sa première nuit d'amour avec la veuve du général Beauharnais, alors qu'il se précipite pour la rejoindre, il est mordu plusieurs fois par un chien du voisinage au mollet (Goldcher, 2004).

11 juillet 1798 : Bonaparte est blessé à Damanhour en Égypte. Larrey signale que le *« général en chef reçut un coup de pied d'un cheval arabe, qui lui fit à la jambe droite une contusion assez forte pour qu'on dût craindre des accidents consécutifs : je fus assez heureux pour les prévenir et le conduire en très peu de temps à la guérison, malgré sa marche pénible et son activité naturelle qui l'éloignait du repos* (Larrey, 1812-1817 ; Marchioni, 2003). *»*

À Marengo (1800), il manque de se noyer dans la vase (Goldcher, 2004).

22 juin 1803 : En tuant un sanglier, Bonaparte se blesse au cours d'une chasse. Il aurait écrit le lendemain à Joséphine pour lui raconter l'accident (Goldcher, 2004). Dans son exil à Sainte-Hélène, il le raconte à son premier confident et fait état d'*« une forte contusion au doigt »* (Las Cases, 1999). Au cours de l'autopsie, Antommarchi rapporte une cicatrice, dans son rapport, à *« l'extrémité du doigt annulaire* (Antommarchi, 1825). *»*

Septembre 1808 : Au cours d'un jeu avec l'Impératrice et des proches, Napoléon fait une chute en courant (Constant, 2000). Il tombe de cheval également à plusieurs reprises et ses chutes le condamnent à plusieurs jours de repos (Toulon, campagne d'Italie, Saint-Jean-d'Acre, Boulogne et Arcis-sur-Aube).

6 juillet 1809 : À Wagram ou à Essling, il aurait reçu une balle qui lui aurait déchiré *« la botte, le bas et la peau de la jambe gauche* (Las Cases, 1999). *»*

23 avril 1809 : Au siège de Ratisbonne, Napoléon est blessé. C'est sa seconde blessure de guerre. Constant relate l'épisode *: « Le coup avait été frappé si fort que l'Empereur était assis ; il venait de recevoir la balle qui l'avait frappé au talon. (...) Un aide de camp vint me chercher, et lorsque j'arrivai, je trouvai M. Yvan occupé à couper la botte de Sa Majesté, dont je l'aidai à panser la blessure. Quoique la douleur fût encore très vive, l'Empereur ne voulut même pas donner le temps qu'on lui remit sa botte, et pour donner le change à l'ennemi, et rassurer l'armée sur son état, il monta à cheval, partit au galop avec tout son état-major* (Constant, 2000)*... »* Dans ses *Mémoires* (2000), Constant raconte une deuxième fois l'événement et dit qu'il n'est arrivé qu'au moment où Yvan faisait le pansement, ce qui semble plus vraisemblable. Aubry (1977) affirme qu'un Biscaïen l'aurait touché au talon droit. La contusion aurait touché un nerf et le pied aurait gonflé davantage dans sa botte qu'il n'avait pas ôtée depuis trois jours. Selon lui, Yvan l'aurait également pansé. Dans son *Mémorial*, Las Cases (1999) rapporte les propos de l'Empereur qui lui a dit qu'*« une balle lui avait frappé le talon. »* Le biscaïen est exposé au musée de l'Armée à Paris.

La controverse porte sur le chirurgien qui aurait soigné Napoléon. Il a été dit que c'était Larrey, Heurteloup ou même Desgenettes. Mais, les témoignages sont unanimes. De même, l'organisation du service de santé personnel de l'Empereur ne laisse aucun doute quant au chirurgien qui s'est occupé de lui. Il s'agit du baron Alexandre-Urbain Yvan. Quant à cette blessure, les témoignages sont aussi unanimes sur sa gravité qui s'est résumée à une simple contusion sous-malléolaire externe droite (Goldcher, 2004). Antommarchi signale dans son rapport d'autopsie *« une sur la malléole externe* (gauche)*, ... »*

Pourtant, concernant ce détail, personne n'a jamais posé une question qui semble fondamentale : *« Et si Yvan n'avait pas été finalement celui qui avait effectué les premiers soins ?* » Constant, dans ses *Mémoires* (2000), mentionne qu'il n'est arrivé qu'une fois Yvan en action, et pas avant, ce qui me semble plus proche de la réalité et concorde mieux avec les autres témoignages.

En vérité, Charles Regnault, chirurgien également sur place, aurait été le premier à appliquer un pansement aussitôt la blessure survenue avant qu'Yvan n'intervienne (Driout, 2000).

Charles Regnault (1765-1832) :

Né le 22 juin 1765. Engagé à 18 ans comme élève chirurgien au 15e régiment de dragons. Chirurgien du 1er régiment de chasseur à cheval jusqu'en 1791. Chirurgien des prisons de Paris entre 1791 et 1793. À partir de mars 1793, chirurgien de 3e classe des hôpitaux ambulants de l'armée. En garnison à Lille jusqu'en août 1797. Chirurgien de 2e, puis de 1re classe, il rejoint le 3e bataillon du 95e régiment. Il est de toutes les campagnes. Récipiendaire de la Légion d'honneur le 1er octobre 1807, avec le numéro 18 422. En 1808, chirurgien major dans les hôpitaux de l'armée. En janvier 1810, nommé à l'armée d'Espagne. En novembre 1812, malade en congé à Metz. Le 24 juin 1813, attaché au quartier général de la Grande Armée de Dresde. Dernière campagne d'Autriche. Juin 1814, hôpital de Besançon. Retraite anticipée en 1815 à cause de ses affinités bonapartistes. Mort en 1832.

Pour son pansement à Ratisbonne, il reçoit quatre bourses impériales destinées à ses quatre fils. Le maréchal Soult, quant à lui, lui aurait offert une montre à sonnerie (Driout, sans date).

15 septembre 1812 : Dans l'incendie de Moscou, les cheveux de l'Empereur sont brûlés (Constant, 2000).

Références bibliographiques :

Antommarchi F., *Mémoires du Docteur F. Antommarchi ou les derniers momens de Napoléon*, Librairie Barrois L'Aîné, Paris, 1825.

Aubry Octave, *La vie privée de Napoléon*, Bibliothèque napoléonienne, Tallandier (éd.), Paris, 1977.

Bastien Jacques & Jeandel Roland, *Napoléon à Sainte-Hélène – Étude critique de ses pathologies et des causes de son décès*, Le Publieur (éd.), 2005.

Benhamou Albert, *L'autre Sainte-Hélène, la captivité, la mort et les médecins autour de Napoléon*, Albert Benhamou Publishing, 2010.

Boigey Maurice, « Les maux de Napoléon », in *Chronologie – Sainte-Hélène : la maladie de l'Empereur*, http://www.napoleonprisonnier.com, tiré de son article paru dans l'Almanach Napoléon, 1930, pp. 1-2.

Castelot André, *Bonaparte*, Librairie académique Perrin, Paris, 1967.

Castelot André, *Napoléon*, Librairie académique Perrin, Paris, 1968.

Constant, *Mémoires intimes de Napoléon Ier*, Mercure de France (éd.), Paris, 2000.

De Las Cases Emmanuel, *Mémorial de Sainte-Hélène*, Le Grand Livre du Mois (éd.), Tome IV, Paris, 1999 (réédition de la première version de 1823).

Deutsches Epilepsiemuseum, « Malades épileptiques célèbres – Napoléon », in *http://www.epilepsiemuseum.de*, Kork, 2002, pp. 1-2.

Driout Pierre, « Charles Regnault (1765-1832) », in *http://pierre.driout.perso.sfr.fr*, sans date, pp. 1-7.

Gallo Max, *Napoléon*, Magellan (éd.), 8 vol., Paris, 1998.

Ganière Paul, *Corvisart*, Flammarion (éd.), Paris, 1951.

Goldcher Alain, « Les blessures de Napoléon », in *Revue du Souvenir napoléonien*, http://www.napoleon.org, juin-juillet 2004 ; 453 : 3-7.

Larrey Dominique Jean, *Mémoires de chirurgie militaire et campagnes*, Smith (éd.), 4 vol., Paris, 1812-1817, 4 vol.

Macé Jacques, *Le général Gourgaud*, Nouveau Monde (éd.), Fondation Napoléon, Paris, 2006.

Marchioni J., *Place à Monsieur Larrey, chirurgien de la Garde impériale*, Actes Sud (éd.), Arles, 2003.

Mason Phil, *Les hémorroïdes de Napoléon*, De l'Opportun (éd.), Paris, 2010.

Stokoe Edith, *With Napoleon at St. Helena: Being the memoirs of Dr. John Stokoe, naval surgeon*, Bibliobazaar (ed.), Charleston, 2008.

Le service de santé personnel de Napoléon

Préoccupé au plus haut point par sa santé, Napoléon a établi un service de santé personnel aménagé sur le même mode que les anciens rois de France, c'est-à-dire directement rattaché à sa personne, qui le suivait partout, aussi bien en campagnes militaires que dans ses diverses résidences. La Maison de l'Empereur dispose donc de différents services qui sont placés sous diverses autorités comme le Grand aumônier, le Grand chambellan, le Grand maréchal du palais, le Grand écuyer, le Grand veneur, le Grand maître des cérémonies, l'Intendant général de la couronne et le Trésorier général de la couronne. Le service de santé personnel de l'Empereur est, quant à lui, placé sous la tutelle de l'Intendant général de la Maison qui n'est autre que Charles Pierre Claret de Fleurieu (1738-1810) en 1805, puis Pierre Antoine Noël Bruno Daru (1767-1829) en 1808, associé à Louis Costaz (1767-1842) en 1810, selon les Almanachs impériaux écrits de 1805 à 1813, les dates mentionnées pour ces trois personnages n'étant que celles où ils sont cités pour la première fois dans ces fameux registres et pas celles de leur nomination à ce poste (Almanachs impériaux, 1805-1813 ; Pouliquen, 2007).

Charles Pierre Claret de Fleurieu est un explorateur, un hydrographe, un homme politique français, ministre de la marine sous Louis XVI (1790) et membre de l'Institut de France. Grand officier de la Légion d'honneur en 1805, il est fait comte d'Empire en 1808 (http://fr.wikipedia.org, 2010).

Pierre Antoine Noël Bruno Daru est fait comte d'Empire en 1809. En 1813, il est nommé Grand aigle (croix) de la Légion d'honneur. Pair de France en 1819, il est membre de l'Académie française à partir de 1806 et membre libre de l'Académie des sciences en 1828 (http://fr.wikipedia.org, 2010).

Louis Costaz est élevé au rang de baron d'Empire en 1809. Membre de la Légion d'honneur, c'est un polytechnicien de formation qui participe à l'expédition d'Égypte. Préfet de la Manche, puis du Nord, il dirige les Ponts-et-Chaussées (1813-1814) (http://fr.wikipedia.org, 2009).

Service de santé de la Maison de l'Empereur (Almanachs impériaux, 1805-1813 ; Pouliquen, 2007) :

Premier médecin	Jean-Nicolas Corvisart (1805)
Médecin ordinaire	Hallé (1805)
Médecin de l'infirmerie et de la Maison impériale	Lanefranque (1806)
	Leclerc (1806) >> Son nom n'apparaît plus dans les almanachs à partir de 1809.
	Guilloneau (1806)
	Lerminié (1809)
	Bayle (1809)
Médecins consultants	Paul Joseph Barthez (1806) >> Son nom n'apparaît plus dans les almanachs à partir de 1807.
	Lepreux (1806)
	Malouët (1806)
	Pinel (1806)
	Andry (1809)
Premier chirurgien	Alexis Boyer (1805)
Chirurgien ordinaire	Alexandre Urbain Yvan (1805)
Chirurgien de l'infirmerie et de la Maison impériale	Horeau (1806)
	Varelliaud (1806)
	Ribes (1808)
	Jouan (1808) >> Son nom n'apparaît plus dans les almanachs à partir de 1809.

	Lacournère (1809)
Chirurgiens consultants	Lassus (1806) >> Son nom n'apparaît plus dans les almanachs à partir de 1809. Pelletan (1806) Pierre François Percy (1806) Sabatier (1806)
Chirurgien adjoint en survivance	Jouan (1809)
Chirurgien d'habitation à Saint-Cloud et aux autres lieux circonvoisins	Lassoujade (1809)
Premier pharmacien	Nicolas Deyeux (1806)
Pharmacien ordinaire	Charles Louis Cadet de Gassicourt (1806) Clarion (1806) Bouillon-Lagrange (1808) >> Son nom n'apparaît plus dans les almanachs à partir de 1809. Rouyer (1809)
Médecin oculiste	De Wenzel (1806)
Chirurgien-dentiste	Jean-Joseph Dubois-Foucou
Chirurgien-bandagiste	Ronsil (1809) >> (Almanachs impériaux, 1805-1813 ; Pouliquen, 2007).

Exemple tiré de l'Almanach impérial de 1810 :

INTENDANCE GÉNÉRALE DE LA MAISON

M. le Comte DARU (C. ✱), *Conseiller d'État*, Intendant général

M. le Baron COSTAZ ✱, *Intendant des Bâtimens de la Couronne.*

***

SERVICE DE SANTÉ

Médecins.

M. le Baron de Corvisart (O. ✱) *Premier Médecin.*

M. le Chevalier Hallé ✱, *Médecin ordinaire.*

Médecin par Quartier

M. Lanefranque.

M. Guillonneau.

M. Lerminier.

M. Bayle.

Médecins consultans.

M. Malouët.

M. Lépreux ✱

M. Pinel ✱.

M. Andry.

Chirurgiens.

M. le Baron Boyer ✱*Chirurgien.*

M. le Baron Yvan (O. ✱) *Chirurgien ordinaire.*

Chirurgiens par quartier.

M. Horeau. M. Lacournère.

M. Vareillaud M Ribes.

M. Jouan ✱, *Chirurgien adjoint en survivance*

M. Lassoujade, *Chirurgien d'habitation à Saint-Cloud et lieux circonvoisins.*

M. De Wenzel, *Médecin-oculiste*

Chirurgiens consultans.

M. Pelletan ✱. M. Sabatier ✱.

M. Percy (C. ✱). M. Dubois.

Chirurgien-dentiste. M. Dubois.

Chirurgien-bandagiste, M. Ronsil.

Pharmaciens.

M. Deyeux, *premier pharmacien*

Pharmaciens Ordinaires.

M Clarion,

M. Cadet,

M. Rouyer,

Les noms des fonctionnaires publics, membres de la Légion d'honneur, sont, dans l'Almanach, suivis de ce signe : Les Grands Officiers décorés du Grand Aigle, (G. A.❋). Les Grands Officiers, (G.❋). Les Commandans, (G.❋). Les Officiers, (O.❋). Et les Chevaliers, (❋).

Références bibliographiques :

Almanachs impériaux, Testu & Cie imprimeurs, Paris, 1805 à 1813.

http://fr.wikipedia.org, *Charles Pierre Claret de Fleurieu*, 2010, pp. 1-6.

http://fr.wikipedia.org, *Louis Costaz*, 2009, p. 1.

http://fr.wikipedia.org, *Pierre Antoine Noël Bruno Daru*, 2010, pp. 1-6.

Pouliquen Thierry, « Maison de l'Empereur Napoléon », in *http://thierry.pouliquen.free.fr*, 2007, pp. 1-6.

« Je ne crois pas en la médecine, je crois en Corvisart » (Napoléon)

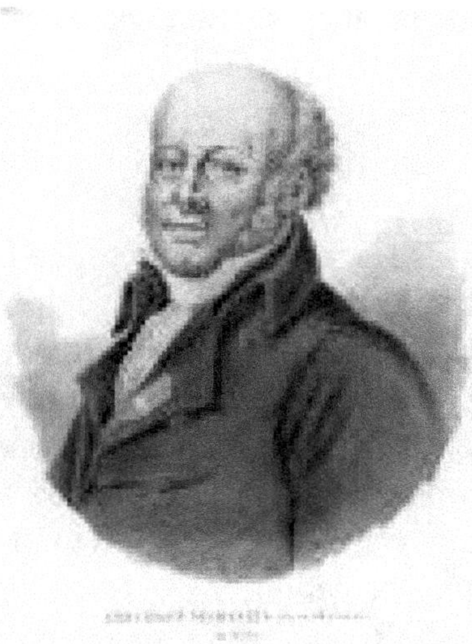

Jean Nicolas Corvisart (1755-1821) (Corlieu, 1896, © BIUS).

Jean Nicolas Corvisart naît le 15 février 1755, dans les Ardennes, à Dricourt. Il rejoint très tôt son oncle qui est curé près de Boulogne-sur-Mer. Chez lui, il apprend le français et le latin. À douze ans, il entame sa scolarité au collège Sainte-Barbe. Ses facultés brillantes, son esprit réfléchi et ses aptitudes sportives le distinguent des autres élèves. Corvisart fait la rencontre du professeur Antoine Petit, célèbre anatomiste, qui se révèle déterminante (Gourdol, 2010). Il commence alors des études à l'École de médecine de Paris en 1777, à l'instar de son père qui le prédestine à une carrière d'avocat, lui-même étant procureur au Parlement de Paris (Rabusson Corvisart, 1988). Vexé, il lui supprime tous subsides. Devenu l'ami de ses maîtres, Jean Nicolas prépare les pièces anatomiques dont ils se servent lors de leurs dissections. C'est au cours de l'une d'entre elles qu'il se blesse grièvement à la main gauche et aurait probablement perdu son bras si Desault, un de ses mentors, n'avait pas été là. Mais, après avoir été licencié de l'école de médecine en 1782, le jeune homme s'obstine, repasse des examens et devient docteur régent de la faculté de Paris, la même année, après avoir soutenu deux thèses. Son père est alors rassuré (Rabusson Corvisart, 1988).

En 1783, il donne des cours d'anatomie, de pharmacie et de physiologie, son premier étant sur l'art d'accoucher (Rabusson Corvisart, 1988).

Tour à tour, dans les services de Petit, de Desault, de Vicq d'Azir et de Portal, il côtoie les noms les plus fameux de la médecine du XVIIIe siècle, apprend d'eux et gagne leur respect. Alors docteur régent de la faculté, Jean Nicolas répugne à porter la perruque, ce qui constitue un motif d'éviction de l'hôpital des Paroisses. Il entre en fonction dans un hôpital consacré aux pauvres et rejoint l'hôpital de la Charité où il rencontre celui qui est devenu un grand ami, le médecin Desbois de Rochefort. Obsédé par les techniques de diagnostic, il développe les méthodes de percussion mises au point par Auenbrugger en 1761. En 1785, Corvisart soutient une autre thèse intitulée *Les Agréments de l'étude de la médecine et les désagréments de la pratique*. Lorsque son ami décède en 1786, Corvisart prend sa suite et est titularisé à son poste en 1788. Très exigeant et très dur, il est promu professeur de pathologie et de physiologie. Il a eu, dans son service, Laennec notamment, l'inventeur du stéthoscope (Gourdol, 2010).

Confronté à l'agitation populaire et à la politique révolutionnaire, Corvisart décide de rester neutre et de ne pas prendre part aux débats. Il se dévoue au quotidien pour restaurer le moral des troupes.

Pourtant, il accuse le coup lorsqu'un décret de l'Assemblée législative est promulgué en 1792, qui ordonne la suppression de toutes les institutions médicales enseignantes. Cette loi est confirmée par celle du 8 août 1793 de la Convention nationale qui décrète la fermeture des facultés, des organisations enseignantes et la suppression des académies, et autres sociétés savantes. N'importe qui peut alors exercer la médecine. Aucun diplôme n'est plus requis. Les écoles de santé ne sont réorganisées qu'à la fin de l'année 1794 (Gourdol, 2010 ; http://www.histoire-empire.org, 2010).

La nouvelle École de santé de Paris ouvre ses portes, le 4 décembre 1794. Corvisart est tout naturellement recruté au poste du professeur Petit qui est décédé la même année. Il y reste jusqu'en 1807. Il y perfectionne un protocole basé sur l'étude des symptômes d'une maladie. Il acquiert une notoriété internationale et voit des étudiants du monde entier assistés à ses conférences. En 1795, il crée une école de clinique médicale. En 1796, il anime la Société médicale d'émulation qui a été instaurée cette année-là, pour discuter des problèmes que les jeunes médecins rencontrent au quotidien (Ganière, 1970). En 1797, les écoles de santé sont incorporées dans le cadre de la nouvelle université (Gourdol, 2010) et le statut des professeurs est renforcé. Titulaire d'une chaire de médecine pratique, il véhicule ses idées novatrices au Collège de France où il distille son savoir. À la Charité, il institutionnalise l'observation du malade, l'examen clinique, l'anamnèse et l'étude étiologique. Sur ses directives, un amphithéâtre d'anatomie est bâti. En 1801, il est aux commandes du *Journal de médecine, chirurgie et pharmacie* qui reçoit des papiers des universitaires notamment (Ganière, 1970, Gourdol, 2010 ; http://www.histoire-empire.org, 2010).

C'est cette année-là également qu'il rencontre le Premier Consul, en juillet exactement, par l'entremise de Joséphine de Beauharnais. Séduit par l'homme et la sûreté de son diagnostic, Bonaparte s'attache ses services et en fait son Premier médecin. Mais, le futur empereur n'en reste pas là. Il fait nommer Corvisart au poste de médecin du gouvernement. Il a pour objectif de suppléer les pouvoirs publics dans la prévention contre les épidémies et les maladies contagieuses. Il est aussi responsable de l'organisation et du fonctionnement du service de santé de la Maison impériale. C'est en effet lui qui choisit les médecins susceptibles de remplir des fonctions auprès de la famille impériale. Les candidatures sont bien évidemment très nombreuses. Le choix n'en est que plus difficile. Pourtant, Corvisart l'assume avec une probité irréprochable et une sincérité remarquable envers ses confrères (Rabusson Corvisart, 1988).

En 1802, derrière les aphorismes principalement cardiologiques de Laennec (1802), toute la rigueur scientifique, toute l'analyse méticuleuse de l'étiologie d'une maladie, tout le sens clinique de Corvisart sont palpables (Gourdol, 2010 ; Rabusson Corvisart, 1988).

Premier médecin, il guérit en 1801, le Premier Consul qui présente des troubles digestifs en lui prescrivant un régime alimentaire strict. Le 14 juillet 1804, le médecin reçoit la Légion d'honneur et le 19 juillet, il devient Premier médecin de l'Empereur (Ganière, 1951).

Corvisart vient en consultation ses jours de service qui sont le mercredi et le samedi. Il vient rarement autrement. Il assiste au lever de Napoléon et revient pour son coucher. Il n'hésite pas à réprimander son illustre patient si celui-ci n'a pas respecté à la lettre ses prescriptions. L'Empereur apprécie particulièrement leurs échanges. Très méfiant envers les médecins, il provoque régulièrement Jean Nicolas en lui faisant part de son scepticisme quant à l'utilité de la médecine. Piqué au vif, Corvisart convient de l'incertitude des sciences médicales, mais il en défend pied à pied l'importance. Soucieux de conserver son autonomie, il refuse tout logement aux Tuileries (Rabusson Corvisart, 1988).

Ses nouvelles fonctions permettent à Jean Nicolas de réformer la médecine en profondeur. Ses préceptes sont toujours en vigueur aujourd'hui. La médecine ne peut s'exercer qu'après l'obtention d'un diplôme venant sanctionner des études. Il crée une police de la médecine et de la pharmacie. Un concours d'internat des hôpitaux est instauré. Bref, il est de tous les combats (Ganière, 1951)…

En 1806, Corvisart publie son œuvre de référence intitulée *Essai sur les maladies et les lésions organiques du cœur et des gros vaisseaux* dont l'idée originelle aurait été suggérée par Napoléon lui-même au cours d'une conversation.

Pendant 10 ans, le médecin ne quitte plus son illustre patient. Italie (1805), Autriche (1809), il est au côté de son patient en permanence. Appelé d'urgence par le docteur Lanefranque qui suit l'Empereur, il visite en 1809, un champ de bataille à Schönbrunn, pour la seule et unique fois (Rabusson Corvisart, 1988). En 1808, Napoléon anoblit son médecin et en fait un baron d'Empire avec une dotation de 10 000 francs (http://www.histoire-empire.org, 2010 ; Gourdol, 2010).

C'est Corvisart qui affirme la stérilité de Joséphine et qui essaie de la traiter. Mais, sa patiente lui demande toujours plus de médicaments. Le médecin finit par lui donner un placebo à base de mie de pain (Gourdol, 2010 ; Rabusson Corvisart, 1988 ; http://www.histoire-empire.org, 2010).

En 1808, Jean Nicolas traduit l'ouvrage de Leopold Auenbrugger sur la percussion. En 1809, il est l'émissaire qui confirme à Napoléon que Marie Walewska est enceinte. Cette année-là, il assiste Joséphine en pleine détresse dans son divorce avec l'Empereur (Ganière, 1951).

Le 20 mars 1811, il apporte son soutien à Antoine Dubois qui accouche l'impératrice Marie-Louise.

Cette même année, Corvisart siège à l'Académie des sciences et est élu à l'Académie de médecine en 1820, dès sa création. De même, il est membre de toutes les sociétés savantes d'Europe (Dupont, 1999 ; Gourdol, 2010 ; Rabusson Corvisart, 1988 ; http://www.histoire-empire.org, 2010).

Commandeur de l'ordre de la Réunion, il est un des premiers nominés le 29 février 1812.

Lorsque Napoléon abdique en 1814, accablé, Jean Nicolas suit Marie-Louise de Blois jusqu'à Vienne qu'il quitte le 20 mai. Se retirant à la campagne d'où il ne sort que très rarement, il quitte une première fois le monde médical. Malgré tout, il n'hésite pas à garder un œil sur l'impériale épouse et sur son fils qu'il accompagne dans la vie telle un vieux maître. C'est aussi à la nouvelle de l'abdication qu'il fait sa première crise d'apoplexie (Gourdol, 2010 ; Rabusson Corvisart, 1988 ; http://www.histoire-empire.org, 2010).

Apprenant son comportement à la veille de son départ pour l'île d'Elbe, l'Empereur déchu lui tient ce propos : *« J'ai vu avec plaisir la bonne conduite que vous avez tenue dans ces derniers temps où tant d'autres se sont mal conduits. Je vous en sais gré et cela confirme l'opinion que j'avais conçue de votre caractère. Donnez-moi des nouvelles de Marie-Louise et ne doutez jamais des sentiments que je vous porte ; ne vous livrez pas à des idées mélancoliques et j'espère que vous vivrez encore pour rendre des services et pour vos amis* (http://www.histoire-empire.org, 2010 ; Gourdol, 2010). *»*

Corvisart voit le nombre de ses disciples se multiplier. Ce dernier devenu membre de l'Académie de médecine voit la plupart des futurs compagnons qui l'intègrent avoir été ses élèves : Laennec, Dupuytren, Broussais, Bayle, Bouillaud, etc. (Halls Dally, 1941 ; Davies & Hollman, 1997).

Pendant les Cent-Jours, il redevient le Premier médecin de l'Empereur. Il se retire après Waterloo. Atteint par la limite d'âge, il prend en charge le choix du médecin qui doit partir avec l'Empereur sur l'île de Sainte-Hélène. Il est l'un des derniers à saluer Napoléon avant qu'il ne débute son périple pour Rochefort. Napoléon dit de lui qu'il est *« un habile et un honnête homme »* (http://www.histoire-empire.org, 2010 ; http://napoleonbonaparte.wordpress.com, 2008).

En 1816, il est atteint d'hémiplégie. Il cesse toutes ses activités médicales et se voit lentement décliner.

Atteint de crises d'apoplexie répétées, il trouve la mort le 18 septembre 1821, à Courbevoie.

Il est enterré dans le cimetière d'Athis-Mons dans l'Essonne.

Une rue et une station de métro de Paris portent son nom. En 1964, un timbre à son effigie de 0,20 franc est émis par les Postes de la République française (Bouchon & Grau, 2008-2010).

Références bibliographiques :

Bibliothèque interuniversitaire de Santé (BIUS), communication personnelle, Paris, 2010.

Bouchon L. A. & Grau D., « Jean Nicolas Corvisart (1755-1821), Premier médecin de l'Empereur, commandeur de la Légion d'honneur, baron de l'Empire », in *http://www.napoleon-empire.net*, 2008-2010, pp. 1-3.

Corlieu Auguste, *Centenaire de la Faculté de médecine de Paris (1794-1894)*, Alcan – Baillère – Doin – Masson (éd.), Paris, 1896.

Davies M. K. & Hollman A., « Jean Nicolas Corvisart (1755-1821) », in *Heart*, 1997 ; 78 : 4.

Dupont Michel, *Dictionnaire historique des médecins dans et hors de la Médecine*, Larousse (éd.), Paris, 1999.

Ganière Paul, *Corvisart*, Flammarion (éd.), Paris, 1951.

Ganière Paul, « La médecine et les médecins », in *Revue du Souvenir napoléonien*, oct. 1970, n° 256, pp. 14-16.

Gourdol Jean-Yves, « Jean-Nicolas Corvisart des Marets, Dricourt 1755 – Paris 1821, Premier médecin de Napoléon », in *http://www.medarus.org*, 2010, pp. 1-6.

Halls Dally J. F., « Life and Times of Jean Nicolas Corvisart (1755-1821) », in *Proceedings of the Royal Society of Medicine*, 1941 March ; 34 (5) : 239-246.

http://www.histoire-empire.org, *Jean-Nicolas Corvisart (1755-1821), Premier médecin de Napoléon*, 2010, pp. 1-4.

http://napoleonbonaparte.wordpress.com, *Jean Nicolas Corvisart (1755-1821), baron d'Empire*, 2008, pp. 1-7.

Rabusson Corvisart Didier, « Avis au lecteur », in *Essai sur les maladies et les lésions organiques du cœur et des gros vaisseaux* par Corvisart J. N. (3e édition de 1818), Pariente (éd.), Paris, 1988, pp. 7-41.

Jean Noël Hallé, médecin, chevalier d'Empire et grand précurseur de l'hygiène médicale en France

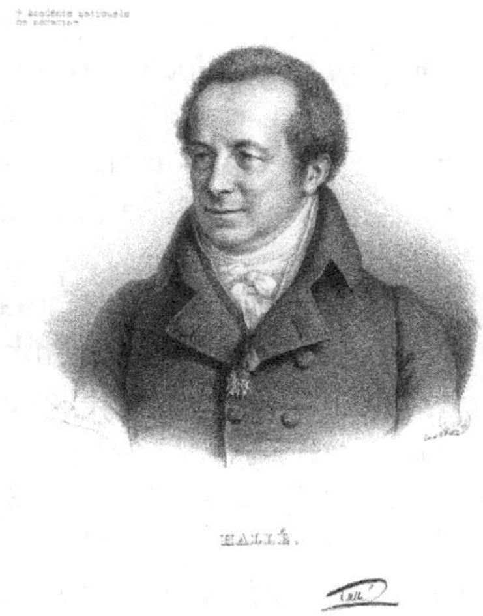

Jean Noël Hallé (1754-1822) (© Académie nationale de médecine).

Jean Noël Hallé est né à Paris, le 6 janvier 1754. Son père, Noël, est un peintre renommé qui dirige l'Académie de peinture de Rome. C'est dans cette ville précisément, au couvent des Minimes français qu'il fait sa scolarité. C'est au cours des leçons dispensées par son père à l'École des beaux-arts qu'il découvre l'anatomie (Sans auteur, 1823 ; Lemaire, 1992 et 2003). Sur les conseils de son oncle maternel et médecin, Anne-Charles Lorry, dont il hérite plus tard de la bibliothèque, il entame des études de médecine à Paris, en 1776. Il y soutient sa thèse en 1778 (Société des Gens de Lettres et de Savants, 1839). Il intègre la Société royale de médecine, à peine diplômé, la même année. Cuvier (1827) affirme qu'il l'intègre avant d'avoir obtenu son doctorat. Faut-il y voir l'intervention de son oncle, éminent praticien, un des fondateurs de ladite société, reçu jusque dans les sphères intimes de Louis XV (Sans auteur, 1823)? Son oncle lui enseigne ses connaissances avec le secret espoir que le jeune homme lui succède (Cuvier, 1827).

Cette adhésion lui vaut la disgrâce de la Faculté de médecine qui est en compétition avec cette institution. Bien qu'il ait obtenu la régence qui lui aurait permis d'enseigner, celle-ci l'empêche de professer (Société des Gens de Lettres et de Savants, 1839). C'est dans la méditation, dans la recherche et dans la retraite qu'il franchit la tempête révolutionnaire. Au service des pauvres, il se dévoue sans compter et avec la plus grande bienveillance. En plus de ses soins éclairés, de ses conseils avisés, il n'hésite jamais à joindre les actes à la parole, puisque ses dons sont innombrables. Fervent pratiquant, reconnu et doué d'altruisme, il soigne les indigents gratuitement. Il traverse d'ailleurs la période révolutionnaire affublé du sobriquet de *« Médecin des pauvres »*. C'est ce qui le sauve. Profitant de son grand renom, il fait tout ce qu'il peut pour sauver Lavoisier, Malesherbes et d'autres, de l'échafaud au moment de la Terreur, allant jusqu'à leur faire profiter de ses soins dans les prisons où ils sont incarcérés. Il défend aussi Lavoisier, lors de son procès, devant la Convention nationale, se mettant ainsi lui-même en péril.

En 1794, devant l'excellence de ses travaux, Fourcroy lui attribue la chaire de physique médicale et d'hygiène de l'École de santé de Paris que celui-ci vient d'établir. Jean Noël y met en place un enseignement d'hygiène médicale. Il est le premier en France. Il donne des leçons aussi à la même époque, à l'École normale qui vient d'être ouverte. Alors qu'il a refusé le poste, les responsables de l'école passent outre et le lui imposent (Sans auteur, 1823).

Le 9 décembre 1795, il est élu membre de l'Institut, dès sa création, dans la section médecine et chirurgie. Il le préside en 1813 (http://fr.wikipedia.org, 2010). En 1795 toujours, il est nommé membre de la commission des livres élémentaires pour l'instruction médicale (Sans auteur, 1823). Cette même année, il parvient à guérir une paralysie faciale à l'aide de l'électrothérapie (Dupont, 1999).

Précurseur dans la transmission du savoir en hygiène médicale, défenseur convaincu de la vaccine, il milite activement pour une médecine préventive. Il publie d'ailleurs en 1800, à l'Institut, un *Rapport sur la vaccine* qui constitue un état des lieux sur sa mise en application, suivi d'un second rapport en 1812, qui établit un constat sur son accomplissement sur le sol français (Sans auteur, 1823). En 1810, il est d'ailleurs appelé en Italie, pour organiser la vaccination dans les régions de Lucques et de Toscane (Cuvier, 1827).

Il suit Pauline, la sœur de l'Empereur, en Italie, après son mariage en 1802 (Dupont, 1999).

Petite anecdote concernant Pauline : *« Pauline Bonaparte (1780-1825), sœur préférée de l'Empereur, aussi princesse Borghèse par son mariage, fait appeler un jour, son dentiste dénommé Borglet, afin de se faire arracher une dent. Une fois arrivé, ce dernier accompagne la sœur de Napoléon dans sa chambre où se trouve déjà un homme qu'il prend aussitôt pour son mari. Devant officier, le dentiste éprouve les plus grandes difficultés à faire ouvrir la bouche de la princesse. L'homme dans la pièce s'emporte « en lui disant que ce n'était qu'un instant de douleur pour éviter d'en passer beaucoup d'autres. Elle lui répond que, puisqu'il s'était plaint d'une dent avant-hier, il n'avait qu'à donner l'exemple et qu'alors elle se résignerait. » L'homme, gentleman, s'exécute et, par la suite, a demandé à la jeune femme de tenir son engagement. Celle-ci enfin décidée, le dentiste peut réaliser l'opération motivant initialement sa venue. Il a été généreusement récompensé par le compagnon.*

Le soir, en société, la princesse Borghèse est sévèrement vilipendée pour le nombre de ses amants qu'elle multiplie sans se cacher. Présent dans la salle, le dentiste s'insurge et prend la défense de Pauline en affirmant avoir vu les deux époux le matin et la tendresse qu'ils se manifestent l'un pour l'autre. Plus il la défend, plus les moqueries fusent, allant jusqu'à l'hilarité générale. Le compagnon a vite été identifié comme étant un ancien comédien ambulant, alors que le vrai mari était en Italie depuis fort longtemps (Lamendin, 2002). » Pauline revient vivre en France à partir de 1803.

En 1804, Jean Noël devient le médecin ordinaire de Napoléon et de toute la famille impériale qu'il soigne avec son érudition, sa dignité et son indépendance de caractère. Napoléon le fait d'ailleurs chevalier de la Légion d'honneur à l'instauration de cette décoration (Société des Gens de Lettres et de Savants, 1839 ; Georgel, 1869). Il apparaît pour la première fois dans l'Almanach impérial de 1805 (Almanachs impériaux, 1805-1813). Grand ami de Corvisart qui l'estime tout particulièrement, il soutient ses préceptes en affirmant : *« La médecine du symptôme doit toujours être subordonnée à la médecine de la maladie* (Lemaire, 1992 et 2003). »

En 1805, il prend la suite de Corvisart au Collège de France. C'est d'ailleurs ce même Corvisart, qui y enseigne la médecine pratique, qui l'y désigne dans un premier temps pour l'assister, puis pour lui succéder, étant débordé par sa charge de Premier médecin de l'Empereur (Sans auteur, 1823 ; Cuvier, 1827). Hallé y rencontre notamment Laennec qu'il a comme élève. Il dit d'ailleurs de celui-ci, avec une grande clairvoyance : *« S'il continue à travailler comme il travaille, il deviendra le premier médecin de l'Europe* (Lemaire, 1992 et 2003). » C'est l'inventeur du stéthoscope qui reprend la chaire de Hallé, à son décès, en 1822 (Cuvier, 1827).

En 1806, d'après ses leçons au Collège de France, un ouvrage est publié, intitulé *Hygiène, ou l'art de conserver la santé* (Quérard, 1830).

Les 15 et 19 avril 1807, le médecin ausculte Pauline Bonaparte, suite à une crise de salpingite aiguë, et son état le laisse perplexe.

À partir de 1809, il édite les *Œuvres complètes* de Samuel Tissot, médecin britannique, qu'il connote de façon extrêmement judicieuse et pertinente (Sans auteur, 1823).

En 1812, il participe à l'élaboration du *Dictionnaire des sciences médicales* où il rédige une longue série d'articles en rapport avec sa discipline de prédilection, l'hygiène médicale. Il démontre l'influence réciproque du physique sur le moral et du moral sur le physique (Sans auteur, 1823).

En 1818, il contribue à la publication du *Codex des médicaments ou pharmacopée française* qui paraît à Paris. Durant sa carrière extrêmement prolifique, il s'intéresse notamment à l'étude du cancer du sein et des effets du camphre.

À la Restauration, il est rappelé par le futur Charles X, à son service (Sans auteur, 1823). Alors gravement malade, Jean Noël le guérit. Louis XVIII le nomme aussitôt son Premier médecin et le fait chevalier dans l'Ordre royal de Saint-Michel nouvellement créé. Jusqu'à la fin de sa vie, le roi lui témoigne la plus grande attention et la plus haute estime (Sans auteur, 1823). En 1820, il est élu, dès sa création, à l'Académie royale de médecine (Dupont, 1999). Il en préside d'ailleurs la section de médecine dès son ouverture (Société des Gens de Lettres et de Savants, 1839).

Il est décédé le 11 février 1822, des suites d'une intervention chirurgicale. Atteint de la maladie de la pierre (calculs rénaux), il en meurt. Il est enterré au cimetière du Père-Lachaise, dans la 10e division (http://www.appl-lachaise.net, 2007). Selon Lemaire (2003), il est indubitablement le meilleur médecin ayant exercé au cours de l'épopée napoléonienne.

Le jugement de Napoléon à Sainte-Hélène se révèle aigre, quant à lui. Un jour, aux Tuileries, Napoléon lui manifeste un geste d'une étrange familiarité - il est dit que l'Empereur lui aurait pincé l'oreille ou agité son rasoir sous le nez -, qui choque profondément le médecin, au point que ce dernier décide de ne pas y revenir. L'Empereur lui en a voulu pour cette décision (Lemaire, 1992 et 2003).

Doué d'un instinct médical poussé au paroxysme, la qualité de son examen clinique est recherchée dans toute la capitale. Affable et jovial, ses étudiants le portent très haut dans leur estime. Son enseignement d'une érudition rare est très prisé, d'autant plus qu'il se dévoue jusqu'à obtenir de son auditoire une parfaite compréhension (Lemaire, 1992 et 2003). Habile dessinateur, il n'hésite pas à agrémenter ses démonstrations de nombreux croquis qui viennent illustrer son propos (Société des Gens de Lettres et de Savants, 1839). Homme naturellement bon, ses malades l'adorent. Lorsque tout est perdu, il sait par sa drôlerie faire oublier au patient ses maux. D'une probité exemplaire, d'une générosité que rien n'est jamais venu démentir, il abandonne les droits d'auteur de ses livres, à ses proches collaborateurs et n'accepte aucune rétribution pour ses soins (Cuvier, 1827).

À la fin de sa vie, il est devenu membre correspondant des Académies de Saint-Pétersbourg, de Vienne et de Madrid (Sans auteur, 1823).

<u>Références bibliographiques</u> :

Académie nationale de médecine, communication personnelle, Paris, 2010.

Almanachs impériaux, Testu & Cie imprimeurs, Paris, 1805 à 1813.

Cuvier Georges, *Recueil des éloges historiques lus dans les séances publiques de l'Institut royal de France*, F. G. Levrault (éd.), tome 3, Paris, 1827.

Dupont Michel, *Dictionnaire historique des médecins dans et hors de la Médecine*, Larousse (éd.), Paris, 1999.

Georgel Alcide, « Armorial de l'Empire français », in *http://www.euraldic.com* ou *Bibliothèque nationale de France*, Paris, 1869.

http://fr.wikipedia.org, *Jean Noël Hallé*, 2010, p. 1.

http://www.appl-lachaise.net, *Hallé Jean Noël (1754-1822)*, 2007, pp. 1-2.

Lamendin Henri, *Anecdodontes*, Aventis (éd.), Paris, 2002.

Lemaire Jean-François, *Napoléon et la médecine*, François Bourin (éd.), Paris, 1992.

Lemaire Jean-François, *La médecine napoléonienne*, Nouveau Monde/Fondation Napoléon (éd.), Paris, 2003.

Quérard J.-M., *La France littéraire ou dictionnaire bibliographique*, Librairie Firmin Didot frères, Paris, tome 4, 1830.

Sans auteur, *Catalogue des livres de la bibliothèque de feu M. Jean Noël Hallé*, De Bure frères Librairie, Paris, 1823.

Société des Gens de Lettres et de Savants, *Biographie universelle ancienne et moderne*, L.-G. Michaud (éd.), tome 66, Paris, 1839.

Alexis Boyer (1757-1833), premier chirurgien de Napoléon Ier

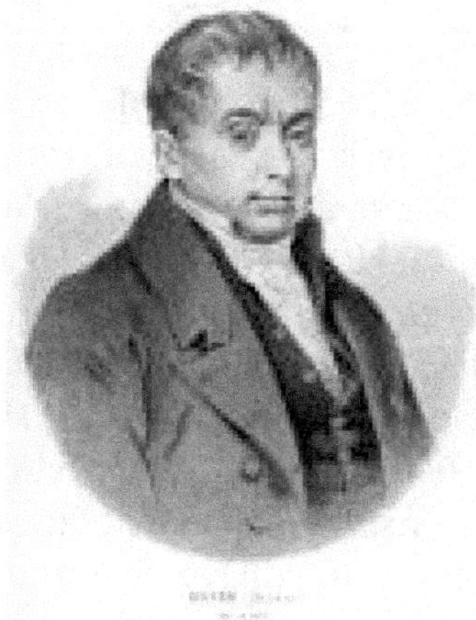

Alexis Boyer (Corlieu, 1896, © BIUS).

Alexis Boyer est né à Uzerche, le 1er mars 1757. De famille modeste, il entre dans une petite école où il ne lui est enseigné que la lecture et l'écriture. Plus tard, il entre en tant que clerc dans l'étude du notaire local, M. Mondat. Proche de l'étude, réside un chirurgien-barbier où le jeune Alexis, fasciné, se rend aussitôt qu'il le peut. Dans les clients de l'échoppe, il y a un maître en chirurgie du nom de Cruvelhier. Étonné par sa dextérité, le praticien convie le jeune homme à l'accompagner dans ses visites. Au cours de celles-ci, il le laisse effectuer quelques actes de petite chirurgie. Convaincu qu'il doit monter à Paris pour entamer des études médicales, il met de l'argent de côté pendant toute une année (Dubois, 1853). En 1774, il a dix-sept ans et il monte dans la capitale. Là, il rencontre un étudiant en médecine qui le fait entrer chez un barbier en tant que premier garçon. Doué de qualités de cœur et de principes incontestables, il s'attelle à la tâche. Intelligent, honnête, droit, robuste et avec une mémoire fabuleuse, sage et patient, ordonné et méthodique, tenace, il sait qu'il faut beaucoup de travail et de temps avant qu'il n'atteigne ses objectifs. Tout son temps libre, il assiste à des dissections, la boutique du barbier étant voisine des amphithéâtres d'anatomie (Goudeaux, 1904). Au début auditeur libre, il écoute assidûment, observe et apprend sans rien dire. Ne pouvant rivaliser de moyens, il constate que de nombreux étudiants sont disputés parce qu'ils laissent leurs instruments sales après les démonstrations. Aussi, décide-t-il, après leur départ, de les laver et de les aiguiser. Reconnaissants, les étudiants l'intègrent et le font participer à leurs dissections. Mais, bien vite, il brille par son habileté et devient démonstrateur. Il donne des cours d'anatomie moyennant rétribution. Il subsiste difficilement, mais subsiste tout de même. Après cinq années d'études dans des conditions précaires, il obtient en 1781, la médaille d'or de l'École pratique du collège de chirurgie. En 1782, il est élève dans l'hôpital de la Charité. Il y suit les cours et fait des pansements. Le 9 juillet 1787, il remporte le poste de chirurgien gagnant, maîtrise pour lequel il postule depuis le 25 juin, un poste s'étant libéré. Un service lui est alors confié. Il a trente ans (Dubois, 1853 ; Dupont, 1999). Androutsos ((a), 2003) dit qu'il est placé sous l'autorité de Raphaël-Bienvenu Sabatier alors que Dubois (1853) affirme que Sabatier est le grand rival de Boyer pour ce concours.

En 1789, patriote convaincu, il participe, aux côtés des étudiants du collège de médecine, à la prise de la Bastille. En 1792, après délibération de l'Assemblée, Boyer devient chirurgien en second de la Charité. Il y officie pendant trente-deux ans jusqu'à la mort de son patron, M. Deschamps. Très vite, à sa demande, avec l'autorisation de la commission administrative des hospices, il peut donner des cours de clinique chirurgicale à la Charité. En 1795, Boyer est professeur de médecine opératoire à l'École de santé de Paris. Très vite, lui est confiée la chaire de clinique externe. Après avoir enseigné l'anatomie, il inculque ses connaissances de chirurgie aux étudiants. De plus, cette année-là, il rejoint l'école d'anatomie de Desault de l'Hôtel-Dieu, en tant que médecin tout d'abord, puis professeur adjoint (Dubois, 1853 ; Androutsos (a), 2003).

C'est au contact de cet éminent médecin que Boyer comprend toute l'impérative nécessité d'aborder l'anatomie avec rigueur et méthodologie. En 1797, il fait paraître le premier des quatre tomes de son *Traité complet d'anatomie, description de toutes les parties du corps humain*, dont la publication s'échelonne de 1797 à 1805. Cet ouvrage est réédité à quatre reprises (http://fr.wikipedia.org, 2010).

Avec le départ d'Antoine Dubois en Égypte, en 1798, il devient incontournable dans son domaine, ses maîtres étant prématurément décédés. Ainsi, enseigne-t-il tous les jours, quatre disciplines (anatomie, médecine opératoire, pathologie externe et clinique chirurgicale). Son cours de pathologie externe dure quinze ans et est le plus suivi. Bientôt, une formalité s'impose. Il doit soutenir sa thèse de doctorat et c'est une véritable leçon qu'il donne à son jury (Dubois, 1853).

En 1804, il est nommé membre du service de chirurgie de l'Hôtel-Dieu, puis professeur de chirurgie à l'École de santé. Il succède à Desault, à la tête de la chaire de clinique chirurgicale.

En 1805, Corvisart le recommande à Napoléon pour le poste de premier chirurgien de l'Empereur. En effet, convaincu qu'il n'a aucun ascendant sur Dubois, son rival et néanmoins ami, Corvisart lui concède qu'il n'est pas choisi parce que le *« médecin préféré de l'Empereur »* souhaite conserver seul, son pouvoir et ne prendre aucun risque à cet effet (Ganière, 1988 & Riaud, 2010). Il préfère donc promouvoir à ce poste Boyer qu'il estime beaucoup plus facile à contrôler.

Intègre et travailleur, Napoléon l'apprécie aussitôt et n'oublie pas de le combler d'honneurs. En 1806 et en 1807, il est aux côtés de son impérial patient pendant la campagne de

Prusse. Quelque temps après, ce dernier le missionne en Espagne pour y opérer le maréchal Suchet. À son retour, Napoléon l'autorise à rejoindre la Charité pour y continuer à délivrer son enseignement (Dubois, 1853).

Chaque jour, il se lève à 5h00 le matin en été et à 6h00 en hiver. Une heure après, il est à l'hôpital où il visite ses malades, puis donne des cours de clinique externe au chevet de ses patients. De 9h00 à 10h00, il rentre chez lui, se fait coiffer, s'habille et donne ses consultations jusqu'à 12h00. Après un repas copieux, à 13h00, il part à l'École de santé, sinon, il consulte en ville. Vers 18h00, il mange et à 19h00, il commence à réfléchir à son ouvrage qu'il écrit et aussi dicte. Il se couche à 22h30 tous les jours. Fumeur de pipe, il agrémente ses pensées de quelques verres de bière.

Boyer est un chirurgien réfléchi, adroit, sûr et habile, respectant les règles établies, les principes indispensables de sa discipline, d'un sang-froid indéniable. Il n'innove pas. Sans avoir inventé de méthode, il en modifie d'autres, essentielles comme l'incision pour une fistule anale, l'emploi des injections pour une hydrocèle et l'extension continuelle en cas de fractures. Son diagnostic est juste, en particulier lorsqu'il faut déterminer la nécessité, ou non, d'une opération. Le malade et sa guérison sont sa priorité. Il ne prend pas de risque inutile. Ses méthodes et le matériel qu'il emploie sont simplifiés à l'extrême. Entre sa visite aux malades et son entrée dans l'amphithéâtre, il se plaît à s'asseoir sur une table en chêne, entouré de quelques élèves, et se laisse aller au plaisir de discourir avec un talent d'orateur insoupçonné et une verve intarissable (Dubois, 1853).

Après avoir été fait membre de la Légion d'honneur, Boyer est fait baron de l'Empire en 1810 (Boyer, 1810).

En 1811, il commence l'écriture de son *Traité des maladies chirurgicales et des opérations qui leur conviennent*. En 1814, cinq volumes sont publiés. La parution des six autres se poursuit jusqu'en 1826. Cette œuvre fondamentale est ce qu'il y a de mieux pour l'époque dans le domaine de la chirurgie. Boyer y recueille toute son expérience et tout son savoir acquis au cours de ses nombreuses années d'exercice, et de labeur (Dubois, 1853).

Boyer apprécie les honneurs, mais ne les cherche pas. Sans les refuser, il n'y attache pas d'importance et n'associe jamais son nom à son titre de baron. Il ne fréquente pas le monde ni les spectacles. À l'abdication de l'Empereur, lucide sur sa nouvelle condition, il se serait exclamé : *« Aujourd'hui, je perds ma dotation, 25 000 francs de traitement et en même temps, ma place de Premier chirurgien de l'Empereur. J'ai cinq chevaux, j'en vendrai trois, je garderai la voiture qui ne me coûte rien, je lirai ce soir un chapitre de Sénèque et je n'y penserai plus. »* Pourtant, après la fin de l'Empire, il devient le chirurgien consultant de Louis XVIII, de Charles X, puis de Louis-Philippe (Androutsos (b), 2003).

En 1832, la mort de sa femme lui cause une peine inaltérable. Il la rejoint le 25 novembre 1833. Il a alors soixante-seize ans.

Il ne confie à personne le soin de vendre ses livres et les vend lui-même à son domicile, parce que, dans un souci d'équité, il leur fixe un prix de vente qu'il estime juste et ne respecte pas celui des éditeurs. Généreux et altruiste, il donne aussi de l'argent à ses malades les plus pauvres pour les aider à repartir dans la vie (Dubois, 1853).

Comblé d'honneurs, il est élu membre de l'Académie royale de médecine, dans la section de chirurgie, en 1820, titulaire de la troisième chaire de clinique chirurgicale de la Charité en 1823, membre de l'Académie des sciences en 1825 et chirurgien en chef de l'hôpital de la Charité la même année.

Ses travaux en font un des précurseurs de l'urologie, cinquante années avant que cette discipline ne soit reconnue en tant que spécialité médicale indépendante, la première chaire d'urologie ayant été créée en 1870, à l'hôpital Necker, par Félix Guyon (Androutsos (a), 2003).

Références bibliographiques :

Androutsos Georges (a), « Alexis Boyer (1757-1833), éminent chirurgien et anatomiste, et l'étude des troubles mictionnels », in *Prog. Uro.*, 2003 ; 13 : 527-532.

Androutsos Georges (b), « Alexis Boyer (1757-1833), éminent chirurgien et anatomiste. La place de l'andrologie dans son œuvre. Varicocèle et hypospadias comme facteurs d'infécondité », in *Andrologie*, 2003 ; 13 (2) : 180-186.

Bibliothèque interuniversitaire de Santé (BIUS), communication personnelle, Paris, 2010.

Boyer Alexis, *Traité complet d'anatomie, description de toutes les parties du corps humain*, Migneret (éd.), Paris, tome I, 1810, 3e édition.

Corlieu Auguste, *Centenaire de la Faculté de médecine de Paris (1794-1894)*, Alcan – Baillère – Doin – Masson (éd.), Paris, 1896.

Dubois F., « Éloge de M. Boyer lu à l'Académie de médecine, le 14 décembre 1852 », in *Mémoires de l'Académie impériale de médecine*, J.-B. Baillère (éd.), tome VII, Paris, 1853.

Dupont Michel, *Dictionnaire historique des médecins dans et hors de la Médecine*, Larousse (éd.), Paris, 1999.

Ganière Paul, « Dubois Antoine (1756-1837), médecin », in *Revue du Souvenir napoléonien*, décembre 1988 ; 362 : 51-52.

Goudeaux Edmond, *Alexis Boyer (1757-1833), sa vie, son œuvre*, Jules Rousset (éd.), 1904.

http://fr.wikipedia.org, *Alexis Boyer*, 2010, pp. 1-2.

Alexandre-Urbain Yvan (1765-1839), chirurgien ordinaire de Napoléon

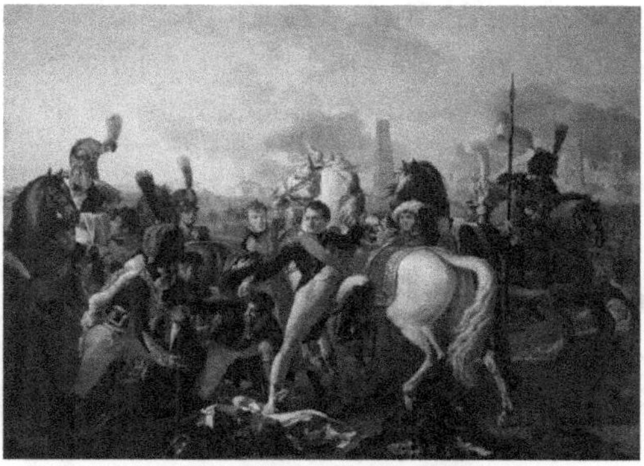

Napoléon Ier, blessé au pied devant Ratisbonne, est soigné par le chirurgien Yvan, le 23 avril 1809.
Peinture réalisée par Pierre Gautherot (1769-1835) en 1810 (BIU Santé, Réf. image Medica : med130381x1912x19x0381, *La Chronique médicale*, 1912, n°19).

Il naît à Toulon, dans le Var, le 28 avril 1765. Il fait ses études médicales à l'hôpital militaire de Toulon où il se trouve encore en 1792. Chirurgien aide-major de 1re classe, il est affecté à l'armée d'Italie. Il est présent à Castiglione, Rivoli et Arcole. En 1798, il est promu chirurgien en chef adjoint des Invalides. En 1800, il succède à Sabatier. Il est détaché cette année-là, au service de Bonaparte lui-même, ce qui suscite de nombreuses jalousies, y compris chez Pierre François Percy, le futur chirurgien en chef de la Grande Armée (1803). Yvan ne le quitte plus jusqu'en 1814 et l'assiste dans toutes ses campagnes. Il est affectueusement affublé du sobriquet suivant, le *« Roustan de la chirurgie »* (Lemaire, 2003).

Devenu chirurgien en chef des Invalides en 1804, Yvan a pu assister à la toilette de l'Empereur. Omniprésent, il lui est même arrivé de dormir aux Tuileries afin que ce dernier puisse le solliciter à n'importe quel moment de la journée (Goldcher, 2004). Cette même année, lorsque Napoléon organise sa Maison impériale, Yvan met en place et organise son ambulance personnelle. En 1805, il est le chirurgien ordinaire de Napoléon (Almanachs impériaux, 1805-1813) et occupe aussi la fonction de chirurgien major des grenadiers de la Garde impériale (Meylemans, 2010). En 1807, il est fait officier de la Légion d'honneur. Autres grincements de dents chez ses détracteurs (Lemaire, 2003).

C'est un chirurgien très apprécié, car il est beaucoup plus conservateur que Larrey. Après chaque combat, il rédige un rapport motivé et extrêmement détaillé sur le nombre de blessés et de tués (Dupont, 1999).

Au siège de Ratisbonne, le 23 avril 1809, Napoléon est blessé. C'est sa seconde blessure de guerre. Constant relate l'épisode *: « Le coup avait été frappé si fort que l'Empereur était assis ; il venait de recevoir la balle qui l'avait frappé au talon. (...) Un aide de camp vint me chercher, et lorsque j'arrivai, je trouvai M. Yvan occupé à couper la botte de Sa Majesté, dont je l'aidai à panser la blessure. Quoique la douleur fût encore très vive, l'Empereur ne voulut même pas donner le temps qu'on lui remît sa botte, et pour donner le change à l'ennemi, et rassurer l'armée sur son état, il monta à cheval, partit au galop avec tout son état-major* (Constant, 2000)*... »* Dans ses *Mémoires* (2000), Constant raconte une deuxième fois l'événement et dit qu'il n'est arrivé qu'au moment où Yvan faisait le pansement, ce qui semble plus vraisemblable. Aubry (1977) affirme qu'un Biscaïen l'aurait touché au talon droit. La contusion aurait touché un nerf et le pied aurait gonflé davantage dans sa botte qu'il n'avait pas ôtée depuis trois jours. Selon lui, Yvan l'aurait également pansé. Dans son *Mémorial*, Las Cases (1999) rapporte les propos de l'Empereur qui lui a dit qu'*« une balle lui avait frappé le talon. »* Bien que des doutes subsistent sur la personne qui aurait fait le premier pansement, Yvan s'affaire par la suite auprès de son illustre patient.

La controverse porte sur le chirurgien qui aurait soigné Napoléon en tout premier. Il a été dit que c'était Larrey, Heurteloup ou même Desgenettes. Mais, les témoignages sont unanimes. De même, l'organisation du Service de santé personnel de l'Empereur ne laisse aucun doute quant au chirurgien qui s'est occupé de lui. Il s'agit du baron Alexandre-Urbain Yvan. D'ailleurs, Pierre Gautherot l'a immortalisé sur sa toile en 1810, au pied de Napoléon. Yvan a toujours été aux côtés de Napoléon à partir de la campagne d'Italie. Quant à cette blessure, les témoignages sont aussi unanimes sur sa gravité qui s'est résumée à une simple contusion sous-malléolaire externe droite (Goldcher, 2010 et 2012). Antommarchi signale dans son rapport d'autopsie *« une sur la malléole externe* (gauche)*, ... »*

En vérité, Charles Regnault (1765-1832), chirurgien également sur place, aurait été le premier à appliquer un pansement aussitôt la blessure survenue avant qu'Yvan n'intervienne (Driout, 2000)[1].

Le 31 janvier 1810, Napoléon élève Yvan au rang de baron d'Empire, par décret du 15 août 1809. En 1811, il est officiellement promu au rang de chirurgien en chef des Invalides (Lemaire, 2003). Il le demeure jusqu'en 1832.

À la veille de la bataille de la Moskowa, le 7 septembre 1812, l'Empereur est au plus mal. Il consulte un médecin qui émet deux bulletins de santé alarmants. Yvan, après l'avoir examiné, relativise l'état de son patient dans deux lettres et nuance clairement les billets de son confrère. *« L'Empereur était très accessible à l'influence atmosphérique. Il fallait chez*

[1] Cet épisode, déjà mentionné dans le chapitre « Napoléon, ses maladies, ses blessures » au début de l'ouvrage, est rappelé, ici, afin d'être le plus complet possible sur l'histoire du chirurgien Alexandre-Urbain Yvan.

lui pour que l'équilibre se conserve que la peau remplisse toujours ses fonctions. Dès que son tissu était serré, par une cause morale ou atmosphérique, l'appareil d'irritation se manifestait avec une influence plus ou moins grave et de la toux, et l'ischurie se prononçait avec violence. Tous ces accidents cédaient au rétablissement des fonctions de la peau. Dans la journée du 5 au 6, il fut tourmenté par le vent de l'équinoxe, les brouillards, la pluie et le bivouac. Les accidents furent assez graves pour être obligé de les calmer à la faveur d'une potion qu'on alla chercher dans la nuit à une lieue du champ de bataille. Le trouble fut assez grand pour donner lieu à de la fièvre, et ce ne fut qu'après quelques jours de repos soit à Mojaïsk, soit à Moscou que la toux et l'ischurie cessèrent (Macé, 2006). »

Yvan banalise l'événement, ce qui implique que ce type de symptômes survenait régulièrement, semble-t-il. Dans un second courrier, Yvan confirme à Ségur, qui a demandé davantage de renseignements : « *La constitution de l'Empereur était éminemment nerveuse. Il était soumis aux influences morales et le spasme se partageait ordinairement entre l'estomac, et la vessie. Il éprouvait, lorsque l'irritation se portait sur l'estomac, des toux nerveuses qui épuisaient ses forces morales et physiques au point que l'intelligence n'était plus la même chez lui. La vessie partageait ordinairement ce spasme, et alors il se trouvait sous l'influence d'une position fâcheuse et dégradante. Le déplacement à cheval augmentait les souffrances. Il éprouvait l'ensemble de cet accident au moment de la bataille de Mojaïsk au point qu'on fut obligé dans la nuit du 6 au 7 d'envoyer faire préparer une potion par son pharmacien qui était avec les gros bagages à une lieue de distance* (Macé, 2006). »

Jamais blessé, Yvan est contusionné violemment par un boulet qui passe sous le poitrail de son cheval, à Bautzen, en 1813 (Lemaire, 2003). En 1814, au mépris des règles et du numerus clausus en vigueur qui en avait au préalable fixé le nombre, l'Empereur le nomme inspecteur général du Service de santé. Dans la nuit du 12 au 13 avril 1814, Napoléon, alors à Fontainebleau, souhaite se suicider. Pendant la campagne de Russie, l'Empereur avait déjà sollicité Yvan à cet effet et lui avait demandé de lui donner une décoction susceptible de mettre fin à ses jours. Le chirurgien lui aurait donné un liquide à base de belladone et d'ellébore blanc totalement inoffensif. À Fontainebleau donc, Napoléon tente de se suicider et absorbe le breuvage qui ne fait aucun effet. Il demande au chirurgien de lui administrer quelque chose de plus efficace. Ce dernier refuse et, face à l'insistance de son patient, prend panique, et s'enfuit (Lemaire, 2003). Une autre version affirme que le premier breuvage aurait été actif et qu'Yvan serait parvenu à faire vomir son patient pour le purger. Devant son état, pris de panique à l'idée d'être considéré comme le responsable de la mort de l'Empereur, il aurait pris la fuite. Par la suite, Napoléon ne lui a jamais pardonné cette fuite et n'a plus jamais fait mention de son nom. Yvan a bien tenté de reprendre contact pendant les Cent-Jours, mais il n'a jamais été reçu, l'Empereur ayant la rancune tenace (Lemaire, 2003 et 1992 ; Goldcher, 2010 et 2012).

Il meurt à Paris, le 30 septembre 1839.

Références bibliographiques :

Almanachs impériaux, Testu & Cie imprimeurs, Paris, 1805 à 1813.

Aubry Octave, *La vie privée de Napoléon*, Bibliothèque napoléonienne, Tallandier (éd.), Paris, 1977.

BIU Santé, Réf. image Medica : med130381x1912x19x0381, *La Chronique médicale*, Paris, 1912, n°19.

Constant, *Mémoires intimes de Napoléon Ier*, Mercure de France (éd.), Paris, 2000.

Driout Pierre, « Charles Regnault (1765-1832) », in *http://pierre.driout.perso.sfr.fr*, sans date, pp. 1-7.

Dupont Michel, *Dictionnaire historique des médecins dans et hors de la Médecine*, Larousse (éd.), Paris, 1999.

Goldcher Alain, « Les blessures de Napoléon », in *Revue du Souvenir napoléonien*, http://www.napoleon.org, juin-juillet 2004 ; 453 : 3-7.

Goldcher Alain, *Autopsie commentée de Napoléon Bonaparte*, communication personnelle, Saint-Maur-des-Fossés, 2010, 218 p.

Goldcher Alain, *Napoléon Ier. L'ultime autopsie*, SPM (éd.), Paris, 2012.

Lemaire Jean-François, *Napoléon et la médecine*, François Bourin (éd.), Paris, 1992.

Lemaire Jean-François, *La médecine napoléonienne*, Nouveau Monde (éd.)/Fondation Napoléon, Paris, 2003.

Macé Jacques, *Le général Gourgaud*, Nouveau Monde (éd.), Fondation Napoléon, Paris, 2006.

Meylemans R., « Les grands noms de l'Empire », in *Ambulance 1809 de la Garde impériale*, http://ambulance1809-gardeimperiale.ibelgique.com, 2010, pp. 1-22.

Les dents de Napoléon

Il serait né avec des dents (Lamendin, 2006). Des témoins affirment que Bonaparte aurait connu une dame à Toulon qui s'en serait éprise *« rien qu'à cause de ses dents »*. L'Électrice de Wurtemberg (1766-1828) dit de son sourire qu'il est *« prévenant »* et *« enchanteur »*. Chateaubriand (1768-1848), écrivain romantique et homme politique, affirme que : *« Son sourire est caressant et beau. »* Sa bouche semble *« belle avec des lèvres égales et serrées, tout particulièrement dans la mauvaise humeur. Elle sait par contre s'ouvrir dans un large sourire lorsqu'il veut séduire. Ses dents sans être rangées régulièrement sont très blanches et en très bon état* (Aiolfi, 2009). *»* Constant, le domestique de Bonaparte, fait état des belles dents de son maître à son retour d'Égypte (Lamendin, 2000). En 1798, Bonaparte, qui n'est encore que général, achète son premier nécessaire à dents (Tallandier, 1843).

Alexandre Dumas ne pense-t-il pas de même en parlant de Bonaparte au lendemain du 18 brumaire : *« Il avait la même prétention pour ses dents ; les dents en effet étaient belles, mais elles n'avaient point la splendeur des mains* (Dumas, 2006). *»*

« Napoléon a des tics récurrents. » Notamment, quand il est soucieux, il relève régulièrement *« l'épaule droite pendant que sa bouche dévie à gauche par une légère crispation* (Aiolfi, 2009). *»*

L'hygiène corporelle de Napoléon est très méthodique et méticuleuse. Le brossage des dents en est une étape particulièrement prisée. L'Empereur dispose à cet effet de plusieurs « Nécessaires à dents » conçus par Biennais. Ainsi, à Ulm et à Austerlitz, Napoléon dispose d'une cassette de campagne dont il se serait servi au matin de ces deux batailles, qui comporte notamment des objets de toilette et certainement une brosse à dents dont il ne se séparait jamais. C'est le plus important jamais utilisé par lui. Il était composé de 103 pièces. En 1810, l'Empereur possède un nécessaire essentiellement composé de rugines à détartrer, coffret qui est d'ailleurs réparé par Grangeret, le célèbre coutelier, cette année-là (Rousseau, 1998). D'après le même Claude Rousseau (1998), des pièces d'hygiène dentaire sont toujours présentes dans les nécessaires de voyage ou de toilette de Martin-Guillaume Biennais.

À sa mort, par testament, il le donnera à son fils.

De plus, il dispose en la personne de Jean-Joseph Dubois-Foucou d'un opérateur pour les dents qui a officié de 1806 à 1813, sur sa personne (SOP, 2006).

D'après F. Masson, l'un des plus grands historiographes de Napoléon, l'entretien que ce dernier a apporté à ses dents était tel qu'il avait *« toutes ses dents belles, fortes et bien rangées* (Lamendin, 2000). » Il ajoute : *« ...Il curait soigneusement ses dents avec un cure-dent en buis, puis les brossait longuement avec une brosse trempée dans de l'opiat, revenait avec du corail fin, et se rinçait la bouche avec un mélange d'eau-de-vie, et d'eau fraîche. Il se raclait enfin la langue avec un racloir d'argent, de vermeil ou d'écaille. »*

« Les ablutions terminées, il se nettoyait soigneusement les dents, il les brossait longuement avec une brosse trempée dans un opiat d'une composition spéciale, puis il se rinçait la bouche avec un mélange d'eau-de-vie et d'eau fraîche » (Cabanès, 1921).

Jamais durant son règne, le monarque ne semble avoir eu recours aux services de Dubois-Foucou, excepté pour des nettoyages.

En 1815, lors de son embarquement vers l'île de Sainte-Hélène, le capitaine Maitland, qui commande le H.M.S. Bellerophon, observe : *« les yeux sont gris clair, les dents sont bonnes* (Lamendin, 2002). » Un autre officier, Senhouse, présent à ce moment-là, dit : *« des yeux bleus clairs et de vilaines dents. »* Lady Malcolm a vu Napoléon, quant à elle, avec *« des yeux clairs ou gris, de bonnes dents blanches et égales, mais petites. »* Bunbury, lui, affirme : *« Il a des yeux gris, ses dents sont vilaines et malpropres. »* Lord Rosebery déclare que : *« Les dents de l'Empereur sont mauvaises et sales, mais il les montre très peu. »* Enfin, Augustin Cabanès (1928) rapporte de son côté que : *« Napoléon mange du suc de réglisse qui aurait, à la longue noirci ses dents. »* Il ajoute que : *« Cette assertion mériterait confirmation. »*

Pendant son exil, l'Empereur a souffert d'abcès dentaires qui semblent venir de sa dent de sagesse supérieure droite extrêmement mobile (Balcombe, 1898). Dans le *Mémorial de Sainte-Hélène*, Las Cases situe le premier épisode de fluxion dentaire au samedi 26 octobre 1816. Las Cases décrit les détails minutieux de la toilette de Napoléon. Après la barbe et le nettoyage du visage, en dernière partie, *« ... Vient ensuite l'histoire des dents... »* Las Cases est banni de Sainte-Hélène, en décembre 1816. Il fait également allusion aux *« symptômes scorbutiques »* dont Napoléon a souffert pendant son exil dans cette île (Las Cases, 1999).

« Je l'ai trouvé, la tête empaquetée d'un mouchoir... « Quel est le mal le plus vif, la douleur la plus aiguë ? » demandait-il. Je répondais que c'était toujours celle du moment. « Eh bien ! C'est donc le mal de dents », m'a-t-il dit. En effet, il avait une violente fluxion ; sa joue droite était enflée et fort rouge... Je me suis mis à lui chauffer alternativement une flanelle et une serviette qu'il appliquait tour à tour sur la partie souffrante, et il disait en ressentir beaucoup de bien. » Le dimanche 27, « ... Ses douleurs de tête et de dents étaient extrêmement vives. La fluxion n'avait nullement diminué... » Le 30, « L'Empereur aujourd'hui n'a pas été mieux... Sur le soir, le docteur est arrivé ; il portait plusieurs gargarismes innocents, disait-il ; mais il n'en a pas eu moins de peine à en trouver l'emploi. L'Empereur avait beaucoup de boutons sur les lèvres, dans la bouche et jusque dans le gosier ; il avait beaucoup de peine à avaler, même à parler,

disait-il. » Le jeudi 31, « ...Il souffrait beaucoup, surtout des boutons qui couvraient ses lèvres... » Le 2 novembre 1816, « ...il avait une fluxion décidée... » Le mardi 5, « ...La guérison de sa bouche avançait ; mais ses dents demeuraient encore fort sensibles... » Le samedi 9, « ...L'Empereur, à dîner, était fort bien, très content et même gai ; il se félicitait d'avoir passé sa dernière crise sans s'être soumis à la médecine, sans avoir payé tribut au docteur (Las Cases, 1999)... »

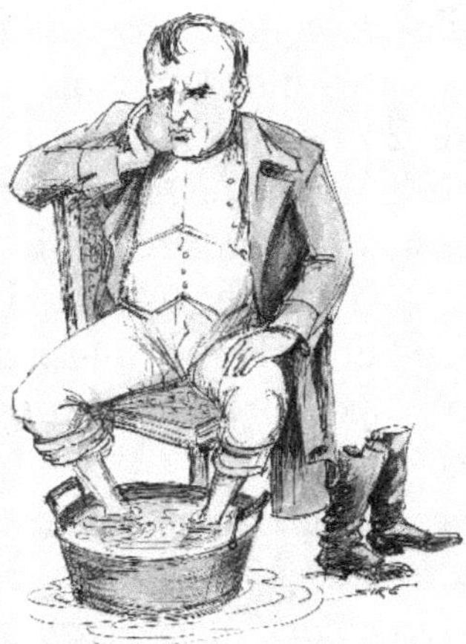

Napoléon Ier avec un abcès dentaire à Sainte-Hélène en 1816 (© Robert Sire, 2009).

À cette époque, le baron Sturmer, envoyé de l'Autriche à Sainte-Hélène, écrit à Metternich : *« Il est en bonne santé et menace de vivre longtemps. »* Plus loin, il ajoute : *« Il a une fluxion des gencives* (Lamendin, 2000). *»*

Barry O'Meara, son médecin irlandais, signale aussi, à cette occasion, des symptômes de scorbut. En 1817, tantôt l'Empereur a les jambes enflées, tantôt le scorbut envahit ses gencives. En juillet, il présente une nouvelle fluxion du visage consécutive à ses mauvaises dents. Le médecin veut lui en arracher une *« qui branle. »* Napoléon refuse l'opération. En novembre, O'Meara note : *« Il s'est plaint d'une douleur dans la joue droite, qui provenait de sa dent malade. Ses gencives étaient spongieuses et saignaient au plus léger attouchement. »* Quelques jours plus tard, il écrit : *« L'Empereur souffre des gencives ; les siennes sont spongieuses. »* Puis, *« la partie droite des mâchoires est considérablement tuméfiée. »* Malgré tout, Napoléon finit par accepter (SOP, 2006). Le médecin effectue l'extraction après avoir fait asseoir l'Empereur par terre. Le lieutenant-colonel Gorregner, secrétaire personnel de Sir Hudson Lowe sur Sainte-Hélène, rapporte : *« Il* (le général Bonaparte) *a perdu récemment une dent* (la dent de sagesse). *Ce fut la première opération chirurgicale qui ne fut jamais exécutée sur sa personne et, en cette circonstance, sa conduite fut loin d'être courageuse. Pour pouvoir procéder à l'extraction de la dent malade, le docteur O'Meara fut obligé de le faire maintenir par terre. Depuis ce temps, il se plaint beaucoup et garde la chambre où, malgré la chaleur de la saison, il exige qu'on fasse du feu. Il reste ainsi à cuire pendant des heures* (Rousseau, 1998)... *»* C'est la première dent enlevée à Napoléon. Jusque-là, il n'en avait presque jamais souffert. Pour le Français, *« cette dent était à peine gâtée et aurait pu être plombée. »* Ceci est tiré d'un rapport du baron Sturmer. À l'occasion de cette intervention, Betsy Balcombe se serait exclamée : *« Comment ! Vous vous plaignez de la douleur causée par une opération de si peu d'importance ! Vous qui avez assisté à d'innombrables batailles et passé à travers une pluie de balles, vous qui avez été blessé plus d'une fois ! J'en ai honte pour vous. Mais, peu importe, donnez-moi cette dent* (Bastien & Jeandel, 2005) *!... »* Montholon date cette intervention au 16 novembre 1817.

Pour lutter contre le scorbut, O'Meara fait appel aux plantes antiscorbutiques (fumeterre, cochléaria, etc.) et à un opiat dentifrice contenant les mêmes plantes, triturées avec de la conserve de rose (Lamendin, 2000).

Dans un rapport en date du 9 juillet 1818, O'Meara rapporte que : *« Les derniers jours de septembre (1817) (...)*

les gencives (de l'Empereur) *ont pris une apparence spongieuse, scorbutique ;... 1er octobre 1817. (...) Trois molaires étaient attaquées. Je jugeai d'après cette circonstance qu'elles devaient en partie être à cause des affections inflammatoires des muscles et des membranes de la mâchoire. Je pensais en outre qu'elles avaient produit le catarrhe. Je les arrachai à des intervalles convenables... Je conseillai pour détruire l'apparence scorbutique qu'avaient prise les gencives, l'usage de légumes, des acides. Je réussis. Elle disparut, reparut encore et fut dissipée par le même moyen... Langue presque constamment blanche* (Antommarchi, 1825)... »
D'après le maréchal Bertrand, Napoléon connaît d'autres problèmes dentaires après janvier 1818, mais il reste très vague quant aux

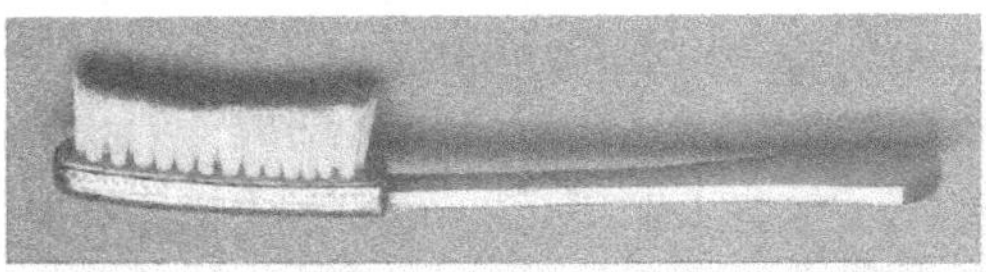

Brosse à dents du général Bonaparte (Agence photographique RMN – Grand Palais, orfèvre Bricart Nicolas-Pierre, 2023, © Mathéus). Cette brosse à dents est exposée au château de Malmaison (92). Le manche est vermeil, les poils en sanglier et la tête vissée interchangeable. Il porte, sculpté, le « N » impérial.

Il est constaté une brosse à dents dans tous les nécessaires de campagne de l'Empereur. C'est le cas de celui qui appartient au musée Carnavalet à Paris. Il est l'œuvre de Biennais, un orfèvre-tabletier, qui l'a achevé en 1805. Ce nécessaire a été remis, par Napoléon, au général Bertrand qui devait le transmettre au roi de Rome à l'occasion de ses seize ans. Ne pouvant le faire, le militaire l'a légué à la ville de Paris, en 1840 (Bogopolsky, 1995).

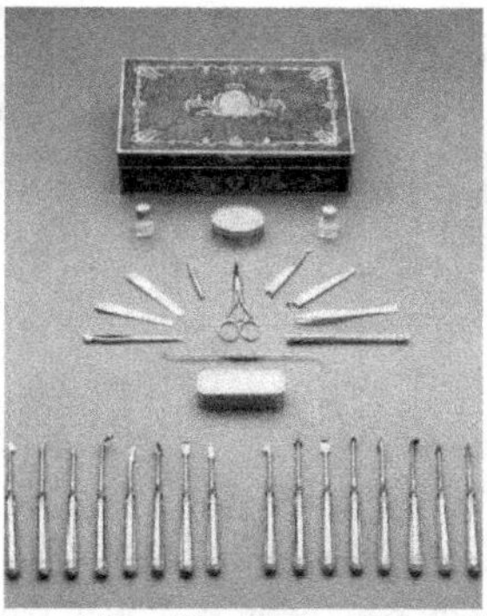

Nécessaire à dents de Napoléon (Fondation Napoléon, catalogue *"Trésors de la Fondation Napoléon"*, Paris, 2007, © Fondation Napoléon).

Un autre nécessaire aurait été *« acquis par la famille de Rotshschild auprès d'un soldat qui l'aurait subtilisé dans les bagages du train de Napoléon en 1815, à la bataille de Waterloo* (Rousseau, 1998). *»*

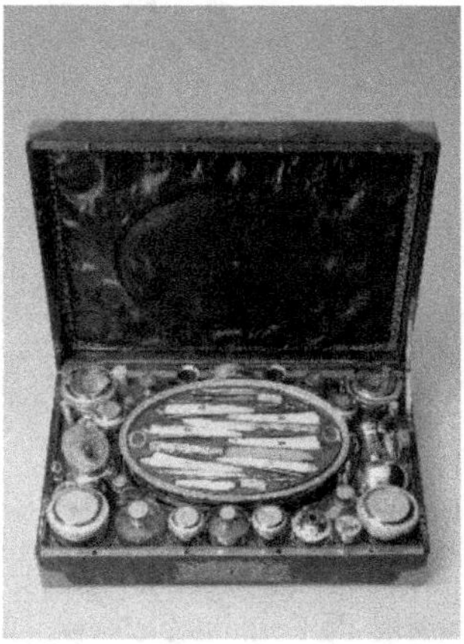

Nécessaire de voyage de Napoléon Ier, qui a appartenu après au tsar de Russie, Alexandre Ier, conçu en 1807, par Biennais et Pierre-Benoît Lorillon, maître-orfèvre, exposé au musée du Louvre à Paris. Ce coffret présente deux brosses à dents (Agence photographique RMN-Grand Palais, photo Jean-Gilles Berizzi, Paris, 2023, © RMN).

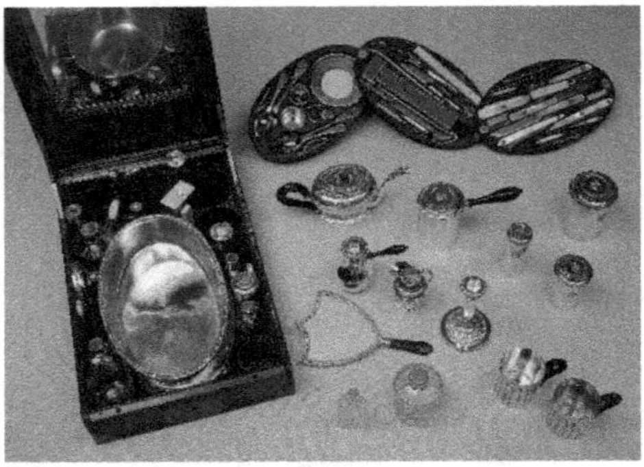

Nécessaire de toilette de Napoléon Ier, conçu par Biennais, avec une brosse à dents en haut à droite, exposé au château de Fontainebleau (Agence photographique RMN-Grand Palais, photo Christian Jean, Paris, 2023, © RMN).

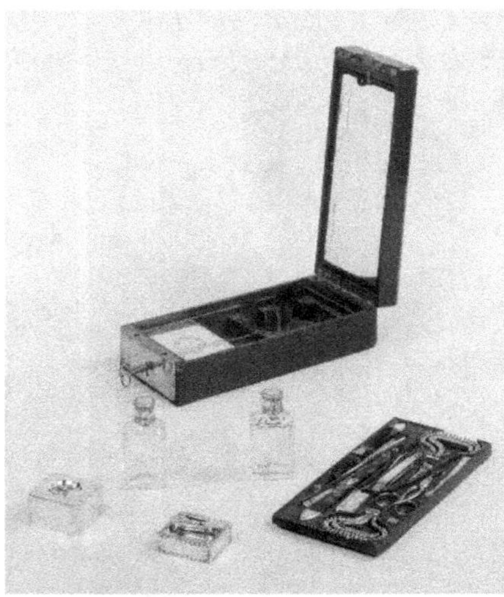

Petit nécessaire de l'Empereur, conçu par Biennais, présentant une brosse à dents, exposé au château de Fontainebleau (Agence photographique RMN-Grand Palais, photo Gérard Blot/Jean Schormans, Paris, 2023, © RMN).

Ces deux derniers nécessaires sont dits de « portemanteau », plus facilement transportables que les grands nécessaires en vermeil ou en argent. Napoléon en a acheté plus de douze qui ont coûté chacun 400 francs de l'époque. Il aurait offert le dernier ci-dessus à Las Cases en octobre 1815, à Sainte-Hélène. À ce propos, l'Empereur lui aurait tenu ces propos : *« Il y a bien longtemps que je l'ai, je m'en suis servi le matin de la bataille d'Austerlitz* (Aiolfi, 2009). *(...). »*

Références bibliographiques :

Agence photographique Réunion des Musées Nationaux, photo Bricart Nicolas-Pierre, Paris, 2007.

Agence photographique Réunion des Musées Nationaux, photo Berizzi Jean-Gilles, Paris, 2009.

Agence photographique Réunion des Musées Nationaux, photo Christian Jean, Paris, 2009.

Aiolfi Xavier, *Après tout, je ne suis qu'un homme... Napoléon intime*, SPE Barthélémy (éd.), Paris, 2009.

Antommarchi F., *Mémoires du Docteur F. Antommarchi ou les derniers momens de Napoléon*, Librairie Barrois L'Aîné, Paris, 1825.

Balcombe Betsy, *Napoléon à Sainte-Hélène*, Plon (éd.), Paris, 1898.

Bastien Jacques & Jeandel Roland, *Napoléon à Sainte-Hélène - Étude critique de ses pathologies et des causes de son décès*, Le Publieur (éd.), 2005.

Bogopolsky Sacha, *La brosse à dents ou l'histoire de la « mal aimée »*, CdP (éd.), Paris, 1995.

Cabanès A., *Dans l'intimité de l'Empereur*, Albin Michel (éd.), Paris, 1921.

Cabanès A., *Légendes et curiosités de l'Histoire*, Albin Michel (éd.), Paris, 1953.

Delage Irène & Papot Emmanuelle, « Il y a 200 ans », in *Lettre d'information de Napoleon.org*, n°600, 21-27/10/2011.

De Las Cases Emmanuel, *Mémorial de Sainte-Hélène*, Le Grand Livre du Mois (éd.), Tome IV, Paris, 1999, p. 64-119 (réédition de la première version de 1822).

Fondation Napoléon, catalogue *"Trésors de la Fondation Napoléon"*, Paris, 2007.

Lamendin Henri, « Napoléon, des dentistes et l'Histoire... », in *Le Chirurgien-Dentiste de France*, 6-13/01/2000 ; 966/967 : 66-71.

Lamendin Henri, *Anecdodontes*, Aventis (éd.), Paris, 2002.

Lamendin Henri, *Petites histoires de l'art dentaire d'hier et d'aujourd'hui (Anecdodontes)*, L'Harmattan (éd.), Collection Ethique médicale, Paris, 2006.

Rousseau Claude, « Histoire de l'aménagement du cabinet dentaire - L'instrumentation : les « outils à dents » des nécessaires de Biennais. L'énigme du nécessaire dentaire de l'Empereur de la Fondation Napoléon », in *Actes de la Société française d'histoire de l'art dentaire*, Saint-Malo, 1998, http://www.bium.univ-paris5.fr, pp. 1-7.

Société odontologique de Paris (SOP), « Les daviers de Napoléon », in *http://www.sop.asso.fr*, 2006, p. 4.

Tallandier M. A., *Discours prononcé aux funérailles de Biennais*, Paris 1843.

Jean-Joseph Dubois-Foucou (1747-1830), le dentiste personnel de Napoléon

Jean-Joseph Dubois-Foucou est né à Toulon, le 19 février 1748. Il a été élève en chirurgie à l'hôpital de la même ville et à l'hôpital de la Charité de Paris. Il est qualifié maître chirurgien dès 1766. Le 22 juillet 1771, il devient officiellement membre du Collège royal de chirurgie de la capitale. À partir de ce jour, il officie en tant que chirurgien-dentiste (Rousseau (a) & (b), sans date).

Son nom est, en fait, tout simplement Dubois, mais il a préféré lui adjoindre celui de Foucou, l'un de ses parents, lequel était un artiste (Rousseau (a), sans date).

Le 22 juillet 1775, Dubois-Foucou est maître en l'art et science de chirurgie de Paris, ayant soutenu une thèse intitulée *De dentis vitiose positorum curatione* (Lamendin, 2007).

De 1783 à 1785, il exerce rue Sainte-Marguerite à Paris, avec son oncle Vincent. De 1785 à 1796, il officie dans la même maison que Bourdet, dentiste du roi Louis XV, rue Croix des petits champs. De 1797 à 1805, il est au 1325/6, rue des Bons-Enfants, butte des moulins. De 1806 à 1807, il est installé au 1, rue des Bons-Enfants. Enfin, de 1808 à 1830, il termine sa carrière au 2, rue Caumartin (Baron, 2003 ; Sans auteur, 1830).

En mars 1783, Bourdet, dentiste de Louis XV et de Louis XVI, lui vend la survivance de sa charge auprès du roi pour la somme de 150 000 livres. Louis XVI le nomme son opérateur pour les dents par brevet, le 4 mai 1783, décerné à Versailles. Depuis le 6 avril 1783, il soigne déjà le futur Louis XVIII. De même, le futur Charles X et la famille royale (Rousseau (b), sans date).

Dubois-Foucou succède à Bourdet après sa mort survenue en 1789, auprès du roi, mais n'apparaît dans l'*Almanach royal* qu'en 1791. Le 1er août 1790, il est appelé au chevet de Louis XVI pour un abcès dentaire, de sévérité minime selon lui. Alors au Temple, Louis XVI demande le 10 août 1792, une *« éponge pour les dents »* à son dentiste qui la lui fournit. Enfermée précipitamment, la famille royale est démunie de tout. En décembre 1792, nouvelle fluxion du roi qui demande à consulter son praticien (Lamendin, 2002 & 2007). Le Conseil général de la Commune refuse d'accéder à sa requête, le 22 décembre 1792.

Extrêmement procédurier, Dubois-Foucou attaque en justice Dubois de Chémant, autre dentiste, au sujet de l'invention des dents minérales. De nombreux échanges dans les journaux, dont le *Journal de Paris* de 1789, ont précédé cette démarche (numéros du 26 avril 1788, 22 avril 1789, 26 avril 1789, etc.). Le 26 janvier 1792, il est débouté et doit, par jugement, payer les frais de procès. Plus tard, lorsque Dubois de Chémant est parti en Angleterre, Dubois-Foucou poursuit ses recherches et réalise ses propres dentiers en porcelaine (Lamendin, 2007 ; Journal de Paris, 1789).

Le 25 février 1793, Dubois-Foucou demande la résiliation de sa charge. Le 12 mai 1794, il assigne en justice la veuve Bourdet et lui demande le remboursement de 120 000 livres. Le 2 novembre 1794, le dentiste perd définitivement son procès et la veuve n'a pas à lui rendre un centime.

En janvier 1805, ses services sont proposés pour occuper la fonction de chirurgien-dentiste de l'Empereur sans traitement (Rousseau (a) & (b), sans date). Dubois-Foucou est cité pour la première fois dans l'*Almanach impérial* de 1806 (Almanach impérial, 1806).

En 1806, Gervais-Chardin, parfumeur de Leurs Majestés impériales et royales, livre de nombreux produits destinés à l'hygiène bucco-dentaire de l'Empereur (C.A.R.A.N., 2010). Est-ce à la demande de Dubois-Foucou que ces parfumeurs ont effectué ces livraisons ? Il est possible de l'envisager. En effet, chaque opérateur pour les dents conseille au roi qu'il sert l'usage de ses onguents et de ses potions personnelles. Pourquoi Dubois-Foucou n'en aurait-il pas fait autant auprès de Napoléon ? Toutefois, rien ne l'atteste non plus (Riaud, 2010).

La requête de janvier 1805 obtient satisfaction et il officie sur la personne de Napoléon de 1806 à 1813 (SOP, 2006). Jamais durant son règne, le monarque ne semble avoir eu recours aux services de Dubois-Foucou, excepté pour des nettoyages (Masson, 2004). Ses émoluments se montent à 600 francs par an et ne sont mentionnés pour la première fois qu'en 1808. Corvisart, par exemple, médecin personnel de l'Empereur, perçoit la somme modique de 30 000 francs par an (Rousseau (a) & (b), sans date).

En 1808, Dubois-Foucou publie *Exposé de nouveaux procédés pour la confection des dents, dites de composition* et *Lettre adressée à MM. les dentistes sur les dents minérales* (Lamendin, 2007).

Les attributions et obligations du chirurgien-dentiste personnel de Napoléon sont mentionnées au titre 8 dans le *Règlement pour le Service de santé de la Maison de Leurs Majestés impériales et royales* qui a été rédigé en 1811 (Rousseau (a), sans date).

« Art. 1er : Le chirurgien-dentiste est tenu de se présenter à la Cour lorsqu'il est appelé immédiatement ou par le Premier médecin ou par le Premier chirurgien.

Art. 2 : Il est également tenu de se présenter à l'infirmerie impériale lorsqu'il en est requis par le Premier médecin ou d'après la demande du Premier chirurgien, ou du chirurgien de quartier pour y faire quelque opération de son ministère. Dans les cas urgents, il s'y rendra sur leur invitation immédiate. »

Dans un mémoire de réparation d'un nécessaire à dents de Napoléon, sur la quittance en date de 1810, sa signature apparaît :

« vendu pour le service de Sa Majesté l'Empereur et Roi :

- *fait deux instruments manquant au Nécessaire de Sa Majesté... 36 francs*
- *fait six tiges à rugines en remplacement sur des manches montés en nacre garnis en or... 54 francs*
- *fait un manche avec virole en or sur le miroir portatif du Nécessaire... 15 francs*

Signé Grangeret avec la mention "approuvés les objets ci-dessus mentionnés". Signé Dubois-Foucou chirurgien-dentiste de Leurs Majestés impériales et royales (Rousseau (a), sans date ; C.A.R.A.N., 2010). *»*

Ces instruments semblent avoir pour objectif la réalisation sur la personne de Napoléon de soins conservateurs. Dubois-Foucou intervient dans une autre réparation du nécessaire, le 27 mars 1815.

« Vendu pour le service de Sa Majesté l'Empereur, et d'après les ordres de Monsieur Gourrean et Monsieur Dubois, dentistes de Sa Majesté :
réparation complète à neuf des instruments et du Nécessaire à dents de Sa Majesté... 94 francs
« Certifié véritable »
Signé : Grangeret avec la mention « reçu le tout en bon état »
Signé Dubois-Foucou (Rousseau (a), sans date ; C.A.R.A.N., 2010). *»*

Napoléon avait donc grande confiance en son dentiste. En effet, l'Empereur lui laissait toute liberté quant à la confection, les réparations éventuelles et l'entretien des coffrets impériaux, pour ceux destinés à l'hygiène dentaire tout du moins. Les deux mémoires précédemment cités faisant état de réparations sur des rugines à détartrer démontrent sans contestation possible les sollicitations fréquentes du dentiste par Napoléon pour des détartrages. Toutefois, si Dubois-Foucou est libre de ses choix, ceux-ci sont tout de même visés par Corvisart (Rousseau (a), sans date ; C.A.R.A.N., 2010).

Jean Joseph Dubois-Foucou a aussi été le dentiste personnel de Louis XVIII, puis de Charles X (Lamendin, 2007). Louis XVIII le rappelle aux mêmes fonctions à partir du 9 janvier 1815 (Rousseau (b), sans date). Le 14 janvier 1815, dans une lettre au ministre de la Maison du roi, Dubois-Foucou atteste avoir conçu et fait la commande, en lieu et place de Louis XVIII, d'un nécessaire à dents avant avril 1814 (Rousseau (b), sans date). Pourtant, le 6 mars 1815, malgré la satisfaction qui est réelle du nouveau roi, le secrétaire général du ministre de la Maison du roi demande justification au dentiste des 1 162 francs, somme très élevée pour l'époque, demandée par le coutelier pour la fabrication du coffret (Rousseau (b), sans date).

En 1826, Jean-Joseph Dubois-Foucou cesse l'essentiel de ses activités, mais au 15 décembre 1826, il est encore autorisé à conserver son titre. De fait, son nom est toujours cité dans l'*Almanach royal* de 1830, année de sa mort à Paris (Sans auteur, 1830). En effet, il soigne encore Charles X et ce, depuis 1825.

Dubois-Foucou a été marié. Il n'a pas reçu la Légion d'honneur et n'a pas été élevé à la noblesse d'Empire. Il n'a jamais non plus vu un champ de bataille.

Références bibliographiques :

Almanachs impériaux, Testu & Cie imprimeurs, Paris, 1805 à 1813.

Baron Pierre, « Dental Practice in Paris », in *Dental Practice in Europe at the End of the 18th Century*, sous la direction de Christine Hillam, Rodopi (ed.), Amsterdam, 2003.

C.A.R.A.N., documents 02-233, 02-236, 02-815 et 02-816, Paris, 2010.

Journal de Paris, Paris, 1789.

Lamendin Henri, *Anecdodontes*, Aventis (éd.), Paris, 2002.

Lamendin Henri, *Praticiens de l'Art dentaire du XIVe au XXe siècle*, L'Harmattan (éd.), Collection Médecine à travers les siècles, Paris, 2007.

Masson Frédéric, *Napoléon chez lui*, Tallandier (éd.), Bibliothèque napoléonienne, Paris, 2004.

Riaud Xavier, « Napoleon and his teeth », in *Napoleonic Scholarship, the journal of the International Napoleonic Society*, n° 3, May 2010, pp. 125-129.

Riaud Xavier, « Jean-Joseph Dubois-Foucou (1747-1830), Napoleon's personal dentist », in *The International Napoleonic Society*, Montréal, 2011, http://www.napoleonicsociety.com, pp. 1-3.

Rousseau Claude (a), « Histoire de l'aménagement opératoire du cabinet dentaire - Le coffret d'instruments de chirurgie dentaire de Napoléon, l'énigme de son testament », in *Actes de la Société française d'histoire de l'art dentaire*, http://www.bium.univ-paris5.fr, sans date, pp. 1-5.

Rousseau Claude (b), « Histoire de l'aménagement opératoire du cabinet dentaire - L'énigme posée par l'attribution à Louis XVIII ou à Charles X d'un « nécessaire à dents » de Pierre-François Grangeret », in *Actes de la Société française d'histoire de l'art dentaire*, http://www.bium.univ-paris5.fr, sans date, pp. 1-7.

Sans auteur, *Almanach royal présenté à Sa Majesté*, Guyot & Scribe (éd.), Paris, 1830.

Société Odontologique de Paris, « Les daviers de Napoléon », in *http://www.sop.asso.fr*, 2006, p. 4.

Les médecins de Napoléon à Sainte-Hélène

Avec la défaite de Waterloo, le 18 juin 1815, sonne le glas des espoirs de Napoléon de revenir aux commandes de la France. Le 21 juin, l'Empereur abdique en faveur de son fils. Le 15 juillet 1815, il se livre aux Anglais, devant l'île d'Aix. Il gagne Plymouth à bord du *H.M.S. Bellérophon*. Sa déportation vers Sainte-Hélène est ordonnée le 31 juillet. Le 7 août, il est transféré à bord du *Northumberland* qui débarque Napoléon, sur l'île de Sainte-Hélène, le 17 octobre 1815. Le général Bonaparte, comme se plaisent à l'appeler les Anglais, emménage à Longwood, sa dernière résidence, le 10 décembre 1815. Atteint de maladie, il y décède le 5 mai 1821, après une longue agonie dont les symptômes sont parfaitement connus aujourd'hui[2]. Tout au long de son exil, des médecins, dont les parcours sont plus ou moins connus, se sont succédé, avec plus ou moins de succès, à son chevet. Qui sont-ils ?

Dr Louis Foureau de Beauregard (1774-1848)

Fils de Louis Fourreau, notaire et contrôleur des actes, et de Delphine Bourgnon, Louis Foureau de Beauregard sort diplômé de l'École de médecine de Paris en septembre 1803. Il devient, à leur création en prairial an XI, médecins des Dispensaires parisiens et ce jusqu'en janvier 1811. Nommé en juin 1810 médecin par quartier de la Maison de l'Empereur et de l'Infirmerie impériale, il exerce ces fonctions jusqu'à mars 1814 où il suit Napoléon sur l'île d'Elbe, puis à nouveau pendant les Cent-Jours. Fait chevalier de la Légion d'honneur le 23 mars 1814, il est promu au rang d'officier le 15 mai 1815. Il est élu, le 10 mai 1815, représentant de l'arrondissement de

[2] Voir le chapitre « Napoléon, ses maladies, ses blessures » au début de cet ouvrage.

Loudun à la Chambre des Cent-Jours. Il ne fait point partie d'autres législatures. Ce médecin devient le premier médecin de Napoléon à l'île d'Elbe. Nommé par Corvisart, il est très apprécié par l'Empereur. Il continue d'officier auprès de lui pendant les Cent-Jours (Goldcher, 2010 et 2012). Il ne l'accompagne pas après sa deuxième abdication, mais exprime le souhait de le rejoindre à la fin de sa législature en tant que député élu. En 1818, les Anglais demandent à la famille de Napoléon de lui trouver un médecin. Foureau de Beauregard, informé par Las Cases, exprime le souhait de rejoindre son illustre patient. Pour cela, il réclame des honoraires annuels s'élevant à 15 000 francs, que sa femme l'accompagne et qu'un domestique lui soit affecté (Goldcher, 2010 et 2012). Avare à l'extrême, le cardinal Fesch lui préfère Antommarchi qui coûte moins cher. Le médecin ne reverra plus Napoléon (Goldcher, 2010 et 2012).

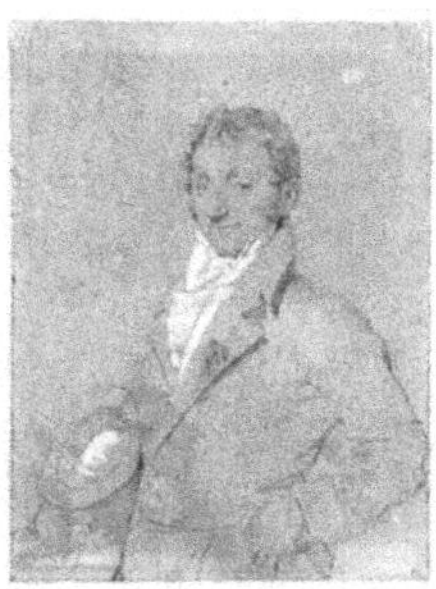

Louis Foureau de Beauregard peint par Jean-Auguste-Dominique Ingres (1780-1867), © Musée Bonnat de Bayonne.

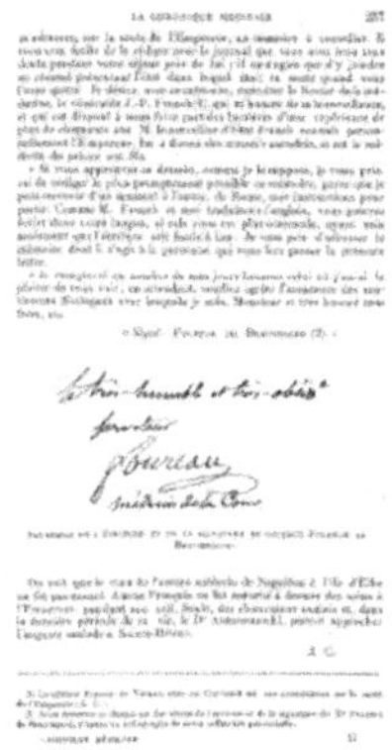

Fac-similé de l'écriture et de la signature du docteur Foureau de Beauregard - La Chronique médicale : revue bimensuelle de médecine historique, littéraire & anecdotique, 1906 ; 13 (BIU Santé, 22, med130381 x1906x13x0287).

Dr Louis-Pierre Maingault (1783-1839)

Élève de Jean-Nicolas Corvisart, il soutient sa thèse de doctorat en médecine à la Faculté de médecine de Paris le 22 février 1810. Venu à la médecine par son oncle, le Dr Decelles, Maingault est missionné par Corvisart pour accompagner Napoléon qu'il rencontre à la Malmaison, le 28 juin 1815. Il exerce alors depuis deux ans, rue du Faubourg Saint-Germain à Paris. À Rochefort, il embarque à bord du *Bellérophon*. Il a obtenu des appointements annuels s'élevant à 12 000 francs (Goldcher, 2010 et 2012). Convaincu qu'il part pour les Amériques, il démissionne lorsqu'il apprend qu'il part sous les tropiques. Sous la pression des Britanniques qui craignent de ne pas trouver d'autre médecin et du général Bertrand, il maintient son refus. Il n'aura aucun échange avec son illustre patient. Atteint du mal de mer, il ne quitte pas sa chambre du voyage. Outré, l'Empereur n'accepte pas de le rencontrer et de lui délivrer un certificat. Le 31 juillet, le médecin s'embarque à bord du bateau qui évacue les proches qui n'accompagnent pas Napoléon, à Sainte-Hélène. Maingault fait une brillante carrière sous la Restauration. Professeur particulier d'anatomie et de physiologie, ancien interne des hôpitaux civils de Paris, il est élu membre adjoint résident de l'Académie royale de médecine en 1823 (Benhamou, 2010 ; Goldcher, 2010 et 2012).

Dr Barry Edward O'Meara (1786-1836)

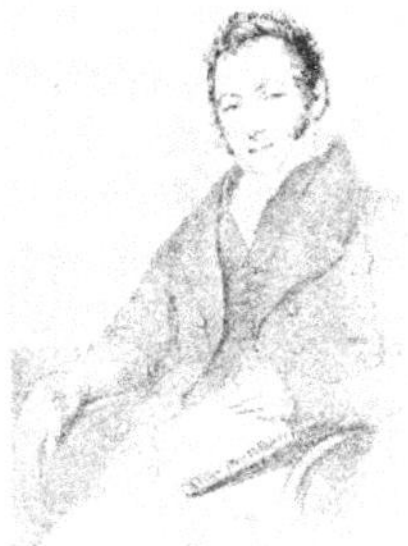

Barry Edward O'Meara (© TDMC).

Assistant chirurgien au 62e régiment d'infanterie de l'armée anglaise en Égypte et en Sicile, en 1804, renvoyé de celle-ci après s'être battu en duel à Messine, en 1807, chirurgien naval en 1808, sur le *Golliath*, le docteur Barry Edward O'Meara (1786-1836) sert sur le *H.M.S. Bellérophon* lors de la reddition de Napoléon, le 15 juillet 1815 (http://www.pgil-eirdata.org, sans date). Il accompagne ce dernier sur l'île de Sainte-Hélène où il sert auprès de lui en tant que chirurgien (Goldcher, 2010 et 2012). Il commence son exercice sur le *Bellérophon*, sur deux proches du prisonnier, alors que Maingault, malade, demeure dans sa cabine. Après la démission de ce dernier, Napoléon n'a d'autre choix que de confier cette charge au Dr O'Meara dont il a apprécié les services. Celui-ci est d'origine irlandaise, pas anglaise, et parle le français, et l'italien. Maitland, le commandant du *Bellérophon*, accepte. O'Meara accepte aussi, mais à certaines conditions. Ses supérieurs doivent approuver son engagement. Il doit demeurer inscrit sur les tabloïds de la marine anglaise et il doit être rétribué par le gouvernement britannique (Goldcher, 2010 et 2012). Tout le monde tombe d'accord. Très vite, le médecin devient un intime de l'Empereur au point de vivre à Longwood. Malheureusement, il joue également un double jeu, en informant Hudson Lowe, le gouverneur anglais de l'île, de tout ce qui s'y passe. Rapports détaillés des discussions entendues, lettres violant le secret médical et retranscrivant les pathologies développées par Napoléon, tout y passe (Goldcher, 2010 et 2012). Aux captifs, il fournit des journaux et une correspondance illicite. Grâce à lui, les contraintes imposées par l'autorité anglaise sont régulièrement bafouées et contournées. À partir de 1816, les deux parties comprennent tout de son comportement et se méfient de lui. Lowe ordonne son étroite surveillance et Napoléon, le 6 mai, lui demande franchement de choisir son camp (Benhamou, 2010). De même, il lui impose de lui soumettre les bulletins de santé qu'il doit remettre à Lowe et lui interdit, à l'avenir, de manquer à son devoir d'honorer le secret médical sous peine d'être renvoyé (Goldcher, 2010 et 2012). Après une longue hésitation et surtout une prime de 6 000 francs offerte par l'Empereur venant arrondir ses émoluments, O'Meara donne son accord et annonce au Gouverneur qu'il ne lui rendra plus aucun compte (Goldcher, 2010 et 2012).

Constatant les mauvais traitements infligés au Français, le médecin irlandais décide d'en informer la hiérarchie dès mai 1817. Apprenant cela, Hudson Lowe menace de le congédier. Mais, sa présence est trop importante et Lowe en reste là. Il obtient des informations auprès du Dr Baxter avec lequel O'Meara s'entretient régulièrement. En janvier 1818, les relations se détériorent et O'Meara ne souhaite plus rencontrer le Gouverneur (Goldcher, 2010 et 2012). Devant les critiques de plus en plus virulentes de l'Irlandais, Hudson Lowe demande, à ses supérieurs, la révocation du médecin qui est finalement accordée le 25 juillet 1818. Avant de partir, O'Meara parvient à rencontrer son illustre patient une dernière fois, malgré des consignes expressément formulées (Benhamou, 2010, Goldcher, 2010 et 2012).

Sur l'île, c'est O'Meara qui effectuait les extractions dentaires dans la bouche impériale (Lamendin, 2000 ; Bastien & Jeandel, 2005).

De retour dans son pays, il écrit une dénonciation des méfaits de Lowe sur l'Empereur. À partir de ses notes prises lors de son séjour à Sainte-Hélène, paraît, en 1822, son livre avec pour titre *Napoleon in exile, or a Voice from St. Helena* (5 éditions). Cet ouvrage constitue le premier témoignage direct d'un proche de Napoléon sur sa captivité (Goldcher, 2010 et 2012).

Il est un des membres fondateurs du Reform Club. En 1836, il décède d'un érysipèle, ou d'un coup de froid, attrapé lors d'un meeting de Daniel O'Connell (1175-1847), homme politique irlandais surnommé le « Libérateur » (http://www.pgil-eirdata.org, sans date).

Dr John Stokoe (1775-1852)

John Stokoe naît en 1775, dans le comté de Durham en Angleterre. Ses premiers pas dans la marine se font au rang d'aide-chirurgien en 1794 (Benhamou, 2010).

Il arrive à Sainte-Hélène, le 29 juin 1817. Chirurgien à bord du *Conqueror* et inspecteur des hôpitaux de la marine royale, il manifeste aussitôt son souhait de s'entretenir avec Napoléon. Ce dernier ne reçoit des visiteurs que s'ils ne sont pas imposés par le Gouverneur et s'ils en font la demande officielle par écrit au général Bertrand. Grâce à l'intervention d'O'Meara, qui est un ami, Stokoe obtient satisfaction le 10 décembre 1817. Très vite, le médecin devient un intime et un sentiment d'amitié réciproque entre les deux hommes s'installe. Mais, Stokoe est sévèrement réprimandé par Lowe et par Plampin, parce qu'il n'a pas respecté le protocole en vigueur, et n'a pas demandé l'autorisation préalable à tout entretien avec le célèbre captif (Goldcher, 2010 et 2012).

Lorsque le Dr O'Meara est démis de ses fonctions le 25 juillet 1818, l'Empereur n'a plus de médecin personnel. Il refuse le Dr Verling, qui réside à Longwood, sollicité à la demande de Lowe et le Dr Baxter qui est un des proches du Gouverneur. Dans la nuit du 16 au 17 janvier 1819, Napoléon fait un malaise suffisamment prononcé pour réveiller et angoisser son entourage (Goldcher, 2010 et 2012). Stokoe est alors appelé au chevet du malade. Ayant retenu la leçon, le chirurgien britannique demande la permission au Gouverneur d'intervenir. Muni de l'autorisation de celui-ci et en présence du Dr Verling, il procède à l'examen du malade, dès son arrivée, le 17 à 5h00 du matin. Reçu par Bertrand, Montholon lui propose aussitôt d'assumer la fonction laissée disponible par le départ du médecin irlandais. S'en suit une série de conditions nécessaires à l'établissement d'une relation de confiance et de confidentialité entre le prisonnier français, et son futur médecin, que Stokoe s'empresse par ailleurs d'accepter, sous réserve de l'approbation de sa hiérarchie (Stokoe, 2008). Après avoir vu son patient, le médecin est inquiet pour sa santé. Il demande à le revoir le lendemain. Lorsqu'il remet son rapport circonstancié au Gouverneur, il diagnostique une hépatite, n'hésite pas à afficher son anxiété quant au devenir du malade s'il demeure dans ce contexte et à formuler des remarques que Lowe trouve désobligeantes. Aussi, ce dernier décide de ne pas accepter le souhait du captif, Stoktoe étant de plus un ami d'O'Meara (Goldcher, 2010 et 2012). En outre, il soupçonne Napoléon d'avoir fait semblant d'être malade pour obtenir le libre choix de son praticien traitant. Le 18, Stokoe ne se présente pas dans la résidence de son illustre patient, ce qui y suscite un émoi réel. Il n'est de retour que le lendemain à 18h00. Son diagnostic est vérifié et il n'hésite pas à affirmer que le pronostic vital est engagé. Ces assertions déplaisent au plus haut point à l'administration britannique. Il prescrit une clystérisation, puis une saignée suivie d'une purgation. L'état général du malade s'améliore aussitôt (Stokoe, 2008).

À la fin du mois de janvier, Sir Hudson Lowe décide de mettre un terme aux relations du Dr Stokoe avec l'Empereur. Le chirurgien affiche ouvertement ses réserves quant au climat délétère de l'île et à ses répercussions pathologiques sur l'état de santé du prisonnier. C'en est trop. Sir Hudson Lowe et l'amiral Plampin le révoquent, et le renvoient en Angleterre, le 30 janvier 1819. Une missive signée de leurs mains motive une plainte contre le médecin. Le Dr John Stokoe n'aura été le médecin de Napoléon que du 16 au 22 janvier 1819 (Benhamou, 2010).

Sur le sol anglais, sa hiérarchie militaire l'oblige à repartir aussitôt pour Sainte-Hélène. De retour sur l'île, il passe en cour martiale et, après quatre jours de délibérations, est radié de la marine britannique. Affranchi de toutes ses obligations, il se rend aux États-Unis, pour y retrouver Joseph Bonaparte, qui vit à Philadelphie (Goldcher, 2010 et 2012).

En 1852, il décède suite à une crise d'apoplexie. Il est enterré dans le comté de Durham, dans le cimetière de Kirk Merrington. En 1902, ses mémoires sont publiées à Londres. Elles s'intitulent *With Napoleon at St. Helena : Being the memoirs of Dr John Stokoe, naval surgeon*. Elles paraissent en France, avec le titre évocateur *Napoléon prisonnier* (Benhamou, 2010 ; Goldcher, 2010 et 2012).

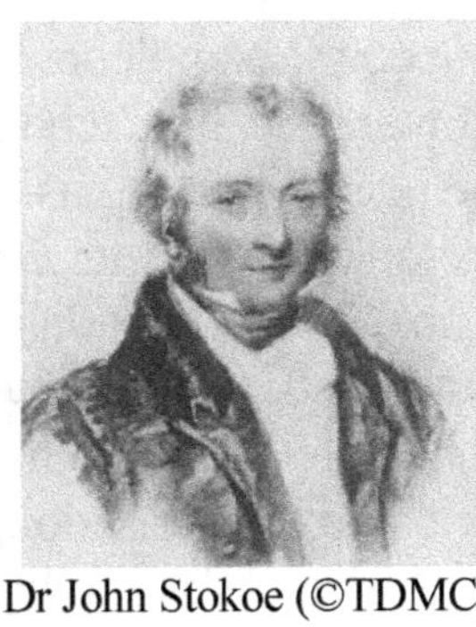

Dr John Stokoe (©TDMC).

Dr James Roch Verling (1787-1858)

Né en 1787, à Cobh, dans le comté de Cork en Irlande, il fait ses études de médecine à Dublin. Il devient naturellement l'élève de Sir Arthur Clarke. Arrivé à Édimbourg, Gregory devient son maître. Il y fait sa thèse de doctorat sur la jaunisse. En 1810, il s'engage dans l'armée britannique et participe aux campagnes du Portugal, et d'Espagne. Embarqué à bord du *Northumberland*, il pose le pied sur l'île de Sainte-Hélène le même jour que Napoléon (Markham, 2006).

Lorsque Stokoe est révoqué, le captif n'a plus de médecin. Pour les autorités anglaises, le risque est grand de voir décéder le monarque destitué. En Europe, la rumeur pourrait gronder et laisser entendre qu'il aurait été victime d'un assassinat en règle. Le risque est donc grand et les relations avec les alliés de la couronne d'Angleterre pourraient se distendre, voire être compromises. Hudson Lowe choisit, pour cette raison, trois médecins susceptibles de reprendre la fonction alors inoccupée (Goldcher, 2010 et 2012). Il s'arrête en définitive sur Verling qu'il trouve plus docile que les précédents titulaires. De plus, le médecin est polyglotte. L'italien et le français n'ont aucun secret pour lui. Ses proches lui attribuent des qualités véritables de gentilhomme. Il est spirituel, poli et d'une intelligence supérieure (Markham, 2006). Il reçoit l'ordre du Gouverneur, par courrier, d'aller à Longwood et d'y séjourner jusqu'à nouvel ordre. Cette missive le discrédite aux yeux de Napoléon qui décide de boycotter le chirurgien. Pourtant, il respecte l'homme avec qui il a souvent discuté sur le *Northumberland*. Il l'apprécie également et reconnaît sa valeur de médecin. En effet, il a pu constater l'ampleur de ses compétences quand Verling est intervenu avec succès auprès de Marchand qui a ainsi guéri d'une maladie grave. Il sait en outre que les familles Bertrand et Montholon sollicitent le médecin irlandais fréquemment, et qu'ils sont satisfaits de ses consultations (Goldcher, 2010 et 2012). Malgré tout, il ne l'accepte pas dans son cercle restreint d'intimes. L'Empereur n'hésite pas à lui dire d'ailleurs franchement que son choix n'est nullement dirigé contre lui et qu'il lui conserve toute son estime (Goldcher, 2010 et 2012 ; Benhamou, 2010).

En définitive, le Dr Verling n'a vu Bonaparte qu'occasionnellement, ne l'a pas soigné et n'a eu officiellement que le titre de médecin de l'Empereur, sur l'île de Sainte-Hélène (Goldcher, 2010 et 2012 ; Verling, 1921-1922).

À l'arrivée du médecin français missionné par la famille du prisonnier en 1819, il regagne son comté en Irlande, en 1820. Sa carrière s'achève au poste de chirurgien senior et avec la fonction d'inspecteur général adjoint du Service de santé à partir de 1843. Il décède en 1858 et est enterré dans le cimetière de sa ville natale (Markham, 2006).

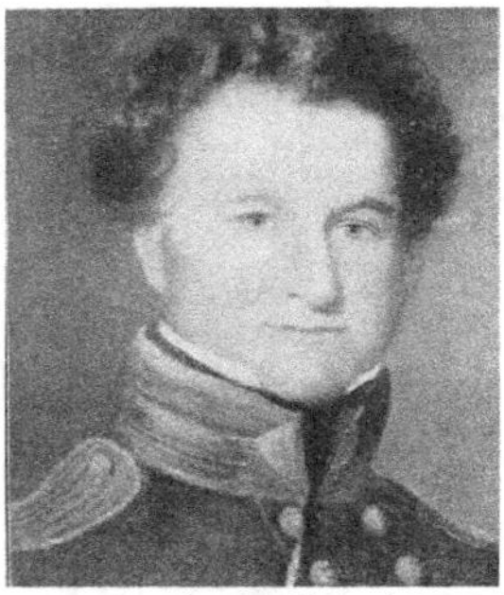

Dr James Roch Verling (©TDMC).

Dr Francesco Antommarchi (1789-1838)

Antommarchi est né en Corse, dans le village de Baragogna dans la commune de Morsiglia, situé à 50 km de Bastia, sur la côte ouest du Cap Corse (Goldcher, 2010 et 2012). Sa mère meurt dans sa prime jeunesse et son père, notaire, n'a jamais bougé de sa ville natale. Le jeune Corse vient à Livourne en Italie, entamer ses études de médecine. Il les poursuit à Pise où il devient docteur en philosophie et en médecine en mars 1808. Par la suite, souhaitant poursuivre des recherches, il se rend à Florence où il est nommé attaché à l'hôpital de Sainte-Marie-Neuve. Le 30 juin 1812, après avoir soutenu sa thèse intitulée *Dissertation sur la cataracte*, il est docteur en chirurgie. Le 7 juillet 1813, après un rapport favorable de Cuvier qui s'est déplacé en personne pour la circonstance, il est nommé Grand Maître des Universités impériales par le Sénateur universitaire. Il occupe également la fonction de prosecteur d'anatomie en charge de la préparation des dissections dans les amphithéâtres. Il partage alors son exercice entre le service du Pr Mascagni et une pratique privée au « Bordo dei Greci ». Cette promotion l'astreint à résidence dans la ville italienne (Goldcher, 2010 et 2012 ; Gourdol, 2010). En 1814, à l'abdication de l'Empereur, puis en 1815, au décès du célèbre anatomiste, alors fonctionnaire toscan, Antommarchi perd tout espoir d'avancement. Il décide de passer tout son temps à la publication de 50 planches d'anatomie dont l'ébauche a été commencée par Mascagni. En 1816, il fait paraître l'*Anatomie pittoresque* et débute l'écriture du manifeste de la *Grande Anatomie* qui doit lui apporter gloire et fortune.

En 1818, le chevalier Colonna, chambellan de madame Mère, le démarche et lui offre de partir rejoindre Napoléon afin de devenir son médecin personnel sur l'île de Sainte-Hélène (Goldcher, 2010 et 2012). Antommarchi ne décline pas l'offre et ne doit son départ qu'à l'intervention du cardinal Fesch, datée du 19 décembre 1818. Il embarque le 9 juillet, de la même année et ne se présente devant l'Empereur que le 23 septembre. Il entre à son service en tant que médecin ordinaire et ne le quitte plus jusqu'à son décès, le 5 mai 1821. Payé 9 000 francs par an, les relations entre Napoléon et lui se distendent vite. Il ne passe en effet pas plus de 5 à 10 minutes par jour au chevet du malade, passe le plus clair de son temps à Jamestown, à courir le jupon, rend compte de discussions qui n'ont jamais existé avec une tendance affichée à la mythomanie, ne respecte pas le protocole et ne prend pas sa fonction au sérieux. D'aucuns lui tiennent un goût plus prononcé pour l'intrigue que pour la médecine dont certains témoins doutent de ses compétences. Napoléon, exaspéré, finit par renoncer à le faire rechercher à Jamestown. Son arrogance agace (Goldcher, 2010 et 2012). Il méprise le petit personnel. Très vite, Napoléon constate son inculture et son manque de conversation le fatigue. Un jour, Antommarchi demande à visiter les hôpitaux de l'île, ce qui lui est accordé le 9 octobre 1820, mais accompagné. Apprenant cela, le général Bonaparte se met en colère, car son médecin ne lui en a rien dit. À partir de la fin de l'année 1820, Napoléon est plus obnubilé par son médecin que par sa maladie. Son incompétence est avérée et l'Empereur refuse toutes les drogues que ne cesse de lui administrer le médecin corse. En avril 1821, le prisonnier français n'hésite pas à dire qu'il le trouve bête et lui interdit sa chambre. Il se replie vers un médecin britannique, le Dr Arnott, ce qui rassure, voire réjouit, son entourage (Benhamou, 2010 ; Markham, 2006). Désavoué, bafoué, Antommarchi se sent rejeté et étouffe à Longwood. Bientôt, il demande à partir de Sainte-Hélène, ce qui lui est refusé. Il doit même réinvestir Longwood, le 11 avril 1821, mais les relations sont plus que tendues. Pourtant, dans les derniers jours du captif, Antommarchi emménage le 30 avril, dans la bibliothèque, près de la chambre à coucher de l'illustre malade et s'évertue à lui administrer les meilleurs soins. Le 1er mai, il est rejoint par Arnott (Gourdol, 2010).

C'est Francesco Antommarchi qui lui ferme les yeux, le 5 mai, à 5h49 du matin. Il lui place une mentonnière sous le menton pour éviter que la bouche ne s'ouvre et à la demande du défunt, se munit d'un bistouri pour réaliser l'autopsie du corps. Napoléon ne voulait pas qu'un médecin britannique la fasse. Il réalise un masque mortuaire qui sera très discuté (Antommarchi, 1825). De même, Arnott (Gourdol, 2010, Goldcher, 2010 et 2012 ; Benhamou, 2010).

Comme tous les proches de l'Empereur, Antommarchi regagne l'Europe dans un bâtiment de la marine anglaise, aux frais de Sa Majesté, sans emporter aucun objet ayant appartenu au mort le plus célèbre du XIXe siècle. Il arrive en

Grande-Bretagne, le 31 juillet 1821. Son auteur étant très rancunier, il n'y a aucune surprise à la lecture du testament où il n'est prévu aucun don pour le médecin corse. Pourtant, celui-ci revendique un codicille qui imposerait, à Marie-Louise, une pension à vie de 6 000 francs. Celle-ci refuse de le rencontrer et c'est son nouveau mari qui fait l'intermédiaire. Il n'est finalement reçu que par Pauline et madame Mère. Au cours de son séjour en Italie, il ne connaît que des déboires. Le codicille n'est pas respecté. Il doit engager un procès contre les héritiers de Mascagni concernant les fameuses planches d'anatomie (Goldcher, 2010 et 2012 ; Gourdol, 2010 ; Benhamou, 2010). Il décide de revenir à Paris, qui est redevenue royaliste, où il ouvre un cabinet privé au 32, rue de Rivoli, en juin 1823. Son exercice périclite et son ancienne fonction fait de lui un paria. De plus, les engagements de Napoléon ne peuvent être honorés. Certains auteurs affirment qu'il aurait tout de même perçu une pension de 3 000 francs à vie. En 1830, il lance une production de masques mortuaires de l'Empereur. L'élite scientifique le vilipende et l'accuse de faux.

Il propose alors ses services à l'insurrection polonaise et le 15 avril 1831, il part pour la Pologne. Il y reste 3 mois. Le 6 septembre, il se rend en Prusse, d'où il est reconduit à la frontière à cause de ses opinions politiques qui dérangent. Il s'en retourne à Paris où il ouvre un autre cabinet médical au 8, rue Fouard. Encore un échec. Il est sous la haute surveillance de la police de Louis-Philippe et cela l'inquiète véritablement (Goldcher, 2010 et 2012 ; Gourdol, 2010 ; Benhamou, 2010). Finalement, n'ayant rien obtenu à la suite du codicille de Napoléon (?), il s'embarque en 1834, pour l'Amérique où il espère faire peau neuve. Il s'installe à La Nouvelle-Orléans, le 8 novembre.

Les débuts sont prometteurs, mais très vite, les échecs se multiplient. Il doit quitter les États-Unis pour le Mexique en 1837, où il s'essaie à l'homéopathie. Sans succès. Il décide alors de rejoindre son cousin qui prospère dans une plantation de café. Le 2 janvier 1838, il ouvre un nouveau cabinet médical à Santiago de Cuba.

Il meurt au cours d'une épidémie de fièvre jaune, le 3 avril 1838. Il a soigné de nombreux malades avant de succomber à son tour. Il a été inhumé à San Antonio après que les honneurs militaires lui aient été rendus (Goldcher, 2010 et 2012 ; Gourdol, 2010 ; Benhamou ; 2010).

Publications :

- *Anatomie pittoresque*, 1816.
- *Mémoires du Docteur F. Antommarchi ou les derniers momens de Napoléon*, 2 vol., 1825.
- *Planches du corps humain exécutées d'après les dimensions naturelles*, 1824-1826.
- *Mémoires sur la non-existence de communication normale des vaisseaux lymphatiques et des veines*, 1829.
- *Mémoires et observations sur le choléra régnant à Varsovie*, 1831 (Benhamou, 2010 ; Goldcher, 2010 et 2012 ; Gourdol, 2010).

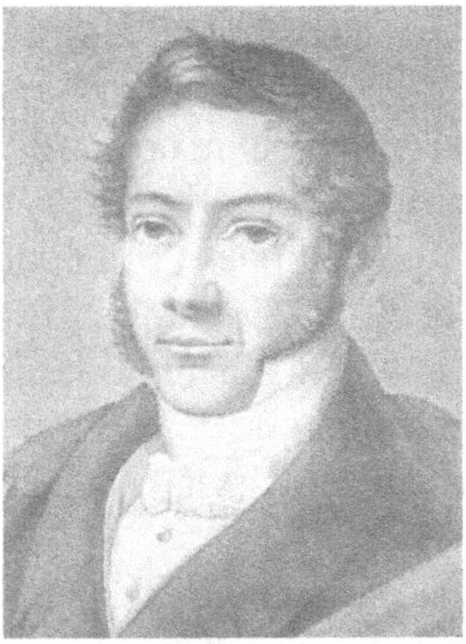

Dr Francesco Antommarchi (BIU Santé, 2022, La Chronique médicale : revue mensuelle de médecine historique, littéraire & anecdotique, 1925 ; 32, med130381x1925x32x0243).

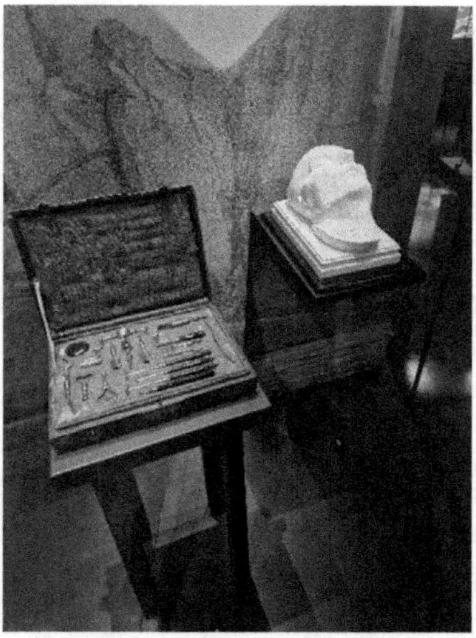

Masque mortuaire de Napoléon fait par Antommarchi et sa trousse médicale exposée aux Invalides (© Xavier Riaud, 2022).

Dr Archibald Arnott (1772-1855)

Archibald Arnott est né à Kirkconnel Hall en Écosse, le 18 avril 1772. Après avoir étudié la médecine à Édimbourg, il sert en tant qu'aide-chirurgien au 11e dragon léger à partir du 25 décembre 1796. Dix-huit mois plus tard, il est promu chirurgien assistant. Le 23 août 1799, il rejoint le 20e régiment d'infanterie (Wilson, 1975). Il y reste jusqu'à la fin de sa carrière. Il participe aux expéditions de Walcheren, de Hollande, d'Égypte et d'Espagne. Il reçoit d'ailleurs la médaille péninsulaire à dix palmes pour cela (Égypte, Maidia, Vunera, Corogne, Vitoria, Pyrénées, Nivelles, Hortis, Nive et Toulouse). En 1819, son régiment arrive à Sainte-Hélène (Goldcher, 2010 et 2012). Il doit s'intégrer à la garnison de l'île. En août 1820, Montholon demande une première fois à Arnott d'examiner Napoléon, mais cette sollicitation est assortie de telles conditions qu'Arnott refuse sans aucune hésitation. Devant l'incompétence d'Antommarchi, les proches de Napoléon lui recommandent de prendre un médecin anglais, ce que ce dernier refuse systématiquement (Arnott, 1822 ;

Benhamou, 2010). Ce n'est qu'en mars 1821, que Lowe, cette fois, demande à l'Écossais de venir au chevet de l'Empereur qui est au plus mal. Arnott ne s'y rend que le 1er avril. S'il admire la personnalité du captif, il ne cache pas son inquiétude quant à sa maladie. L'état du prisonnier empire de jour en jour, jusqu'à son décès (Goldcher, 2010 et 2012). Arnott refuse de signer le contrat présenté par Bertrand, mais garantit que le secret médical sera respecté. Jugé instruit et d'expérience, le contact passe bien entre lui et Napoléon qui a accepté dans le noir sépulcral de recevoir le médecin écossais qui ne parle pas français. C'est le grand Maréchal qui assure les traductions. Une sympathie réciproque gagne les deux hommes. Toutefois, Arnott a pour ordre, en provenance de Lowe, de transmettre un rapport quotidien qui atteste bien de la présence du prisonnier à Longwood - car ce dernier n'est plus visible -, à l'officier d'ordonnance qui le transmet au Gouverneur (Arnott, 1822). Pendant près d'un mois, Arnott soigne le malade avec abnégation. Très vite, il est convaincu que le mal siège au niveau de l'estomac. Affligé devant l'état alarmant de son patient, Arnott se dévoue corps et âme. Napoléon, reconnaissant, le prend en estime et dit de lui qu'il est un *« brave homme »*. Un jour, il lui offre même un livre en remerciements (Wilson, 1975). Le 27 avril 1821, Arnott envoie un courrier à Hudson Lowe l'informant qu'il reste à demeure à Longwood, près du Français qui est au plus mal. Le 1er mai, le médecin élit domicile dans la bibliothèque, près de la chambre à coucher (Goldcher, 2010 et 2012). Pendant l'agonie, il envoie des petites missives au Gouverneur, qui lui apprennent l'évolution critique de la pathologie de l'Empereur. Après sa mort, il assiste Antommarchi dans l'autopsie du corps. Son rapport d'autopsie est primordial. D'après sa famille, Arnott aurait réalisé un masque funéraire dans la nuit du 5 au 6 mai, mais le médecin n'en fait jamais état dans ses mémoires. Arnott a récupéré une mèche de cheveux du défunt. Il a reçu la somme de 12 000 francs pour ses bons soins, auxquels le gouvernement anglais a ajouté 500 livres sterling (Arnott, 1822 ; Arnott, 1918 ; Wilson, 1975).

Lorsque le régiment part en Inde, Arnott, malade, retourne dans son village pour se reposer. Deux ans plus tard, il est missionné pour rejoindre son régiment. Il refuse aussitôt et se retire de l'armée le 25 décembre 1826. Il meurt le 6 juillet 1855 et est enterré dans le cimetière de son village (Arnott, 1918).

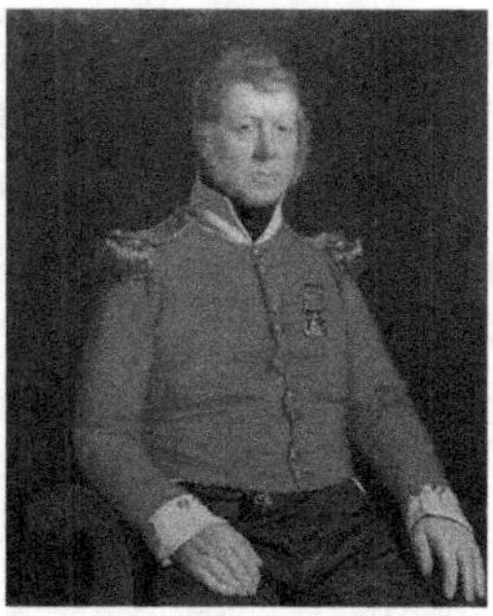

Dr Archibald Arnott (©TDMC).

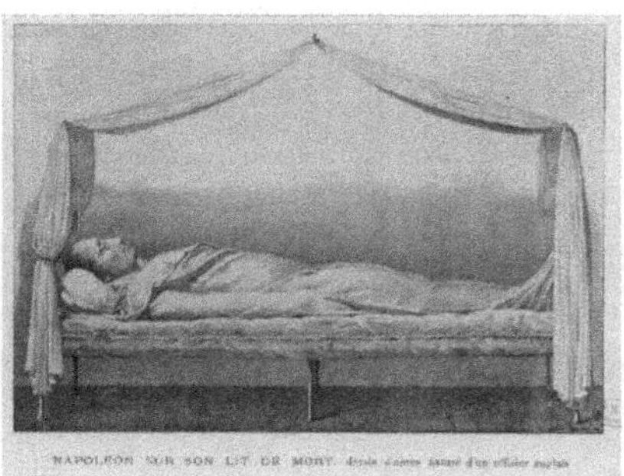

Napoléon sur son lit de mort (© BIU Santé, CIPB0247).

Références bibliographiques :

Antommarchi F., *Mémoires du Docteur F. Antommarchi ou les derniers momens de Napoléon*, Librairie Barrois L'Aîné, Paris, tomes 1et 2, 1825.

Arnott A., *An Account of the Last Illness, Decease and Post Mortem Appearances of Napoleon Bonaparte*, John Murray (ed.), 1822.
Arnott J., *The House of Arnott*, Brown (ed.), Edinburgh, 1918.
Bastien Jacques & Jeandel Roland, *Napoléon à Sainte-Hélène - Étude critique de ses pathologies et des causes de son décès*, Le Publieur (éd.), 2005.
Benhamou Albert, *L'autre Sainte-Hélène, la captivité, la mort et les médecins autour de Napoléon*, Albert Benhamou Publishing, London, 2010.
Bibliothèque interuniversitaire de Santé, Paris, 2022, 2023.
Goldcher Alain, *Autopsie commentée de Napoléon Bonaparte*, communication personnelle, Saint-Maur-des-Fossés, 2010, 218 p.
Goldcher Alain, *Napoléon Ier. L'ultime autopsie*, SPM (éd.), Paris, 2012.
Gourdol Jean-Yves, « Francesco Antommarchi (1789-1838), médecin de Napoléon Ier à Sainte-Hélène », in *http://www.medarus.org*, 2010, pp. 1-9.
http://www.pgil-eirdata.org, *Barry Edward O'Meara*, sans date, p. 1.
Lamendin Henri, « Napoléon, des dentistes et l'Histoire... », in *Le Chirurgien-Dentiste de France*, 6 et 13 janvier 2000 ; 966/967 : 66-71.
Markham J. David, *Napoleon and Dr Verling on St. Helena*, Pen and Sword (ed.), Barnsley, 2006.
Musée Bonnat, communication personnelle, Bayonne, 2010.
Riaud Xavier, *Chronique odontologique des rois de France et de la dynastie napoléonienne*, L'Harmattan (éd.), Collection Médecine à travers les siècles, Paris, 2011.
Riaud Xavier, collection privée, Nantes, 2022.
Sire Robert, communication personnelle, Orléans, 2010.
Stokoe Edith, *With Napoleon at St. Helena: Being the memoirs of Dr. John Stokoe, naval surgeon*, Bibliobazaar (ed.), Charleston, 2008.

The David Markham Collection, International Napoleonic Society, communication personnelle, Washington, U. S. A., 2009.

Verling, *Journal du docteur James Roch Verling*, Extraits du Carnet de la Sabretache, Archives nationales françaises, années 1921-1922.

Wilson J. B., « Dr Archibald Arnott: surgeon to the 20th Foot and physician to Napoleon », in *Brit. Med. J.*, August the 2^{d} 1975; 3(5978): 293–295.

Éléments macroscopiques figurant dans le rapport d'autopsie d'Antommarchi du 8 mai 1821

Bien sûr, des hypothèses toutes différentes ont été évoquées sur la mort de Napoléon : empoisonnement, cancer de l'estomac, apnée du sommeil, pathologie rénale lourde, hémorragie gastro-duodénale…

Une chose demeure : le rapport d'autopsie d'Antommarchi[3] dont voici quelques données constatées par le médecin :

« • la face extérieure convexe du poumon gauche adhérente en différents points à la plèvre costale correspondante ;

• environ trois onces d'humeur lymphatique dans le sac de la plèvre costale gauche ;

• environ huit onces du même liquide lymphatique dans le sac de la plèvre costale droite ;

• les poumons sont dans un état normal ;

• le cœur dans un bon état enveloppé dans son péricardum et recouvert d'un peu de graisse ;

• l'estomac, les intestins, le foie, la rate et le grand omemtum à leur place naturelle ;

• la face supérieure convexe du lobe gauche du foie adhérente à la partie correspondante de la face concave du diaphragme ;

• la face intérieure concave dudit lobe fortement adhérente à la partie antérieure et à la petite courbure de l'estomac, ainsi qu'au petit augmentum ;

• ayant détaché avec soin, tant avec le scalpel qu'avec les doigts lesdites adhérences, j'ai observé que l'adhérence de la

---

[3] L'autopsie de Napoléon a donné lieu à un rapport officiel dit de Shortt-Arnott, qu'Antommarchi refusa de signer, à un contre-rapport de ce dernier remis à Bertrand et à Montholon (plus tard, développé sous forme d'un livre publié en 1825, mais très décrié) et enfin à des notes de Henry rédigées à la demande de Sir Hudson Lowe.

face concave du lobe gauche du foie formait un trou du diamètre d'environ trois lignes dans la face antérieure de l'estomac, près de son extrémité droite ;
• ayant ouvert l'estomac derrière sa grande courbure, j'ai observé qu'il était rempli en partie d'une substance liquide, noirâtre, d'une odeur piquante et désagréable ;
• ayant ôté ledit liquide, j'ai observé un ulcère cancéreux fort étendu qui occupait spécialement la partie supérieure de la face interne de l'estomac, et s'étendait de l'orifice du cardia jusqu'à environ un pouce du pilorum ;
• sur les bords de cet ulcère, vers le pilorum, j'ai reconnu le trou ci-dessus désigné (article 9), produit par corrosion ulcéreuse des parois de l'estomac ;
• les parois ulcéreuses de l'estomac étaient considérablement gonflées et endurcies ;
• entre l'ulcère et le pilorum, et contigus à l'ulcère, j'ai observé un gonflement et une dureté squirreuse de la largeur de quelques lignes, qui occupaient circulairement l'extrémité droite de l'estomac ;
• le foie était engorgé et d'une grosseur plus que naturelle ;
• tous les intestins étaient en bon état, mais remplis d'air. »

Références bibliographiques :

Antommarchi F., *Mémoires du Docteur F. Antommarchi ou les derniers momens de Napoléon*, Librairie Barrois L'Aîné, Paris, 1825.

Lugli A., Carneiro F, Dawson H., Fléjou J.-F., Kirsch R., Van der Post R., Vieth M. & Svrcek M., « L'autopsie de Napoléon Bonaparte. Mise au point anatomo-pathologique pour le bicentenaire de la mort de Napoléon Ier sur l'île de Sainte-Hélène », in *Ann. Patho.*, 2021 Jul. ; 41(6) : 381-386.

Marchand, *Mémoires de Marchand*, Tallandier (éd.), Paris, 2003.

Montholon, *Récits de la captivité de l'empereur Napoléon à Sainte-Hélène*, Librairie-Éditeur Paulin, Paris, 1847.

Discussion autour des causes de la mort de Napoléon

Parler de la mort de l'Empereur implique nécessairement de spéculer autour des causes de celle-ci. Je ne l'avais pas fait initialement et puis, le Général Franceschi m'en a fait la remarque. Il a estimé que cela découlait de source et ne pas le faire pourrait s'avérer lacunaire. J'ai donc ajouté ce chapitre que je considère plus comme un addendum au présent ouvrage et dans lequel je souhaite juste poser quelques questions qui me semblent pertinentes, l'objectif n'étant pas tant d'ajouter aux polémiques sur le sujet que d'essayer de faire réfléchir. Il est trop aisé parfois d'afficher une conviction en omettant plus ou moins sciemment d'en préciser les contours.

Deux thèses s'opposent sur la mort de Napoléon : celle de l'empoisonnement chère à l'International Napoleonic Society (Canada) et celle de l'école française tulardienne/lentzienne de la Fondation Napoléon très attachée à une possible pathologie gastrique mortelle (cancer). Si la première a apporté des éléments de preuve, la seconde spécule davantage autour des recueils de témoignages issus de Sainte-Hélène après la mort de l'Empereur. Mais, tout en rappelant les faits, discutons de cela si vous le voulez bien.

1/ Quid de l'empoisonnement ?

En 1955, Sten Forshufvud, un dentiste suédois, lit les mémoires de Marchand, le domestique de l'Empereur à Sainte-Hélène, et au vu des symptômes présentés par Napoléon en exil et avant sa mort, il commence à suspecter un empoisonnement à l'arsenic. Il relève au moins 28 symptômes caractéristiques sur 31. En 1959, il découvre un article qui se révèle déterminant et qui est rédigé par Hamilton Smith, professeur de médecine légale à Glasgow. Cet homme a mis au point un procédé selon lequel le bombardement nucléaire d'un cheveu unique active l'arsenic qui s'y trouve, ce qui facilite des mesures de quantité.

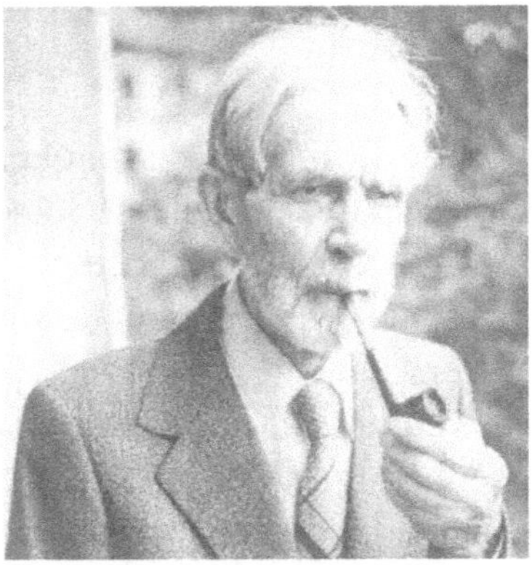

Dr Sten Forshufvud (© Ben Weider, 2006).

En 1960, le Suédois obtient un cheveu de l'Empereur du commandant Henry Lachouque, ancien conservateur adjoint du musée de Malmaison et historien napoléonien confirmé.

Forshufvud[4] le fait analyser par Smith. Les résultats sont édifiants. En 1961, le dentiste affirme qu'il y a une proportion en arsenic cinq fois supérieure à la normale. Il doit dès lors trouver d'autres cheveux pour confirmer la première étude, mais, étrangement, les portes se ferment, y compris celle du commandant Lachouque. Sten décide alors de se tourner vers l'étranger pour trouver d'autres reliques. Des échantillons provenant de Las Cases, Marchand et d'autres, dont l'authenticité est « indubitable », lui parviennent de Suisse, d'Australie, du New Jersey … En 1961, Forshufvud publie un ouvrage intitulé *Napoléon a-t-il été empoisonné ?* Cet ouvrage est sévèrement vilipendé par les milieux napoléoniens français,

---

[4] Cf. Weider Ben & Kintz Pascal, « Empoisonnement de Napoléon », in *The International Napoleonic Society Journal*, Montréal, 2005, pp. 6, 7. L'authenticité des cheveux a été à chaque fois attestée. L'arsenic employé serait de nature minérale. L'agent toxique utilisé ne serait autre que de la mort aux rats.

comme le rappelait obligeamment le professeur Tulard dans *Le Figaro littéraire* du 27 mai 1999 : *« La traduction française fut accueillie avec amusement. Les docteurs Godlewski et Ganière, grands spécialistes de Sainte-Hélène et forts de leurs connaissances médicales, ne firent qu'une bouchée de l'infortuné dentiste. »* Le 26 mars 1962, Hamilton-Smith confirme les résultats de son premier examen. Le Suédois parvient à démontrer notamment que ces doses proviennent d'administrations périodiques, et pas de l'environnement, ce qui explique les phases de répit qu'a pu connaître Napoléon. Après une première rencontre en 1972, il s'associe en 1974 à Ben Weider. Ce dernier[5] se rappelle : *« Avec Sten Forshufvud, nous avons établi deux listes chronologiques. Dans la première, nous avons marqué, à leur date précise, les symptômes qui affectaient Napoléon tels qu'ils étaient reportés par les témoins oculaires. Nous avons ainsi couvert les six derniers mois de la vie de Napoléon. Ceci correspondait exactement à la période de croissance des cheveux que nous avons fait analyser. Dans la seconde liste, nous avons noté les taux d'arsenic fournis par l'analyse en précisant les dates de variations. »* Après cette étude, le Suédois a demandé au professeur Henri Griffon, chef du bureau toxicologique de la Police de Paris, de lui expliquer les difficultés rencontrées pour déceler la présence d'une intoxication arsenicale. Il lui a répondu qu'il n'avait jamais rencontré un médecin ayant diagnostiqué correctement un empoisonnement par l'arsenic comme cause de la maladie d'un de ses patients. L'arsenic trioxyde est sans saveur et sans odeur... En 1978, Forshufvud[6] et son comparse attestent par des tests d'activation neutronique que Napoléon a été *« empoisonné de façon répétitive »*.

---

[5] Cf. Weider Ben, « L'assassinat de Napoléon », in *conférence au Festival militaire international de Borodino*, Russie, septembre 1997, & in *conférence à l'Académie militaire de Sandhurst*, Angleterre, février 1998, http://www.napoleonicsociety.com, pp. 1-6.
[6] Cf. Lamendin Henri, 6-13/01/2000, p. 68.

De nouvelles analyses parviennent à dater le début de l'empoisonnement à l'arsenic à janvier 1816. La période qui s'étend du 22 mars 1821 jusqu'à la mort de l'Empereur a été admirablement déchiffrée par le Suédois qui a recensé méticuleusement tous les indices pouvant faire penser à une intoxication arsenicale. Après étude de l'ensemble, il a abouti à la thèse de l'assassinat de Napoléon. Forshufvud et Weider ont publié deux ouvrages à l'intérieur desquels ils exposent leurs conclusions. Ces livres s'intitulent *Assassination at St Helena* (1978) et *Assassination at St Helena revisited* (1995). Sten Forshufvud décède en 1985.

Ce sera Jean-Claude Damamme, un historien napoléonien français, qui reprendra le flambeau en faisant analyser les mèches de cheveux par le FBI en 1995 qui conclura comme Hamilton-Smith. Les historiens français réclamant une analyse effectuée par un Français, Damamme transmet les mèches au Dr Pascal Kintz, un médecin légiste toxicologue de renommée mondiale. En 2001, Kintz délivre des résultats qui attestent de la présence d'arsenic en quantité très supérieure à la norme. Face à la contestation qui ne s'arrête pas, d'autres analyses sont réalisées et, le 2 juin 2005, au laboratoire ChemTox, le Dr Pascal Kintz a démontré sans contestation possible que Napoléon avait bien été empoisonné par de la mort au rat qu'il a retrouvé dans les cheveux de l'Empereur. Pas sur, mais dedans.

Malgré tout, les détenteurs des cheveux sollicités n'ont jamais produit la moindre analyse de l'ADN des cheveux qu'ils ont donnés à des fins d'expertise, attestant au minimum d'une parenté, d'une filiation napoléonienne. Ils se sont contentés de signer une attestation sur l'honneur garantissant l'authenticité des échantillons fournis[7]. Est-ce un argument scientifique probant ? L'analyse de Kintz est-elle scientifiquement indiscutable ou bien demeure-t-il une part d'hypothèse sur la provenance des échantillons testés ?

---

[7] Le premier test ADN n'a été fait qu'en 1984.

Dans un article paru en 2001, Kintz[8] l'atteste lui-même : il ne s'est pas chargé de l'authentification des échantillons qu'on lui a fournis. C'est celui qui les lui a fournis, en l'occurrence Ben Weider, qui s'en est occupé. Aucune certitude donc qu'un test ADN ait été effectué au préalable.

Comment est-il possible de garantir de l'authenticité de ces cheveux plus de 140 ans après la mort de l'Empereur sans analyse complémentaire (qui serait de mise aujourd'hui automatiquement) ? Il me semble, tout du moins est-ce mon avis, qu'il y a matière à questionnement.

2/ Quid d'une pathologie gastrique mortelle ?

Il y a des antécédents de cancer de l'estomac dans la famille de Napoléon. Il commence à avoir mal à l'estomac en 1808, mais sont-ce les prémices d'un cancer ou bien des maux d'estomac déclenchés par un surcroît d'anxiété ? Ce qui est étonnant dans les arguments avancés par l'école tulardienne/lentzienne, c'est qu'elle aussi ne repose sur aucune argumentation scientifique irréfutable. Pas d'autopsie récente : on s'y refuse. Pas de test ADN ou d'examens histopathologiques qui éclairciraient beaucoup de choses : on s'y refuse, au point que même des doutes subsistent sur la nature du corps reposant aux Invalides (selon la légende napoléonienne tirée de l'exhumation du corps à Sainte-Hélène). Toutes les thèses médicales avancées reposent exclusivement sur l'analyse des symptômes médicaux constatés par les proches notamment qui ont relaté à leur retour leur souvenir et sur le rapport d'autopsie du Dr Antommarchi (il y a d'ailleurs eu trois rapports). Ces livres/mémoires ont-ils été écrits au fur et à mesure à Longwood ou bien l'ont-ils été à leur retour en France des années après ? Le plus souvent, c'est bien à leur retour en France que ces ouvrages ont été écrits, bien des

[8] Cf. Kintz P., Goullé J.-P., Fornes P., Ludes B., « A new serie of hair analysis from Napoleon confirms chronic exposure to arsenic », in Ann. Toxico. Anal., 2001 ; 13(4) : 243-246.

années après donc, basés sur les souvenirs des protagonistes, ce qui les rend très imprécis finalement. Il en va de même pour les travaux des médecins qui présentent des termes, des descriptions symptomatologiques qui ne sont plus ceux utilisés aujourd'hui et donc peuvent prêter à confusion ou imprécision là encore. En outre, cinq années de pathologies cancéreuses sur sa terre d'exil sans aucun traitement si on écoute ces fameux historiens, cela semble par contre peu vraisemblable selon les plus grands cancérologues, surtout pour ce qui touche à l'estomac et surtout non métastasé, car il n'a pas été trouvé de métastase à l'autopsie après sa mort. Alors, de nombreuses spéculations ont vu le jour : une hémorragie gastro-intestinale associée à une gastrite chronique et à une anémie ayant causé un arrêt cardio-respiratoire (Goldcher, 2012).

Si l'on revient sur l'autopsie justement faite par le Dr Antommarchi le 8 mai 1821, tout a reposé sur un constat visuel et sur les connaissances anatomiques du médecin qui l'a réalisée. Antommarchi était-il un bon médecin ? Rien ne l'atteste. Napoléon ne l'aimait pas, le critiquait beaucoup et ne lui faisait pas confiance. Quand on sait l'admiration qu'il portait à Corvisart à qui il fera grâce, au vu de son grand âge, de l'accompagner sur Sainte-Hélène, quand on connaît son implication directe ou indirecte dans les affaires médicales (réformes hospitalières, innovations, vaccinations, etc.) sous le Premier Empire, il est légitime, me semble-t-il, de considérer son ressenti envers Antommarchi comme un élément de réponse pertinent à cette question. Le médecin, attaché à son service, n'était pas souvent là quand ce dernier en avait besoin, plus soucieux de passer son temps à la ville et d'y parader parmi ses notables. Il est décrit aussi comme négligent et vaniteux par Bertrand et Montholon. Après une demande de retour en Europe formulée auprès de Lowe le 27 janvier 1821, Napoléon lui interdit même définitivement l'accès à sa chambre.

Lors de l'autopsie donc, François Antommarchi refuse de signer le procès-verbal des Anglais et écrit un contre-rapport qu'il remet à Bertrand et Montholon. Il ne publie d'ailleurs, là encore, qu'à son retour en Europe. Aujourd'hui, outre l'étude de l'ADN, les médecins légistes, qui sont de vrais spécialistes formés à cette tâche, bénéficient d'une batterie d'examens histopathologiques complémentaires qui ne laissent aucun doute quant à une pathologie ou un empoisonnement. À quand, par conséquent, des analyses plus poussées sur les restes présents aux Invalides, dans le respect du patrimoine national qu'ils revêtent bien évidemment, et pourquoi tant d'obstination du milieu napoléonien français à les refuser alors que l'histoire et la science n'y trouveraient que de l'intérêt ? Sans oser une quelconque forme de comparaison entre les deux monarques, cela a bien été fait sur la momie de Ramsès II entre 1976 et 1977, sur le sol français d'ailleurs, avant de la restituer aux autorités égyptiennes.

Pour finir, alors que j'écris ces quelques lignes retranscrivant mes diverses interrogations, une énième hypothèse médicale sur la mort de l'Empereur vient de voir le jour. En effet, selon un chirurgien urologue nantais, il s'agirait d'une insuffisance rénale qui aurait ennuyé Napoléon toute sa vie. Théorie sérieuse ou spéculation ?! Là encore, cette thèse ne repose que sur l'analyse des témoignages relatés comme précédemment évoqué (voir chapitre suivant). Autant de points d'interrogation qui me laissent, je l'avoue, perplexe.

3/ Et si…

Et si en définitive, il y avait eu un peu des deux. Un homme qui gêne, malade véritablement, mais qui représente une menace bien réelle pour le régime anglais qui décide alors de s'en débarrasser… Les sympathisants de l'Empereur sont alors encore très nombreux en Europe et sa légende vivace a été probablement un frein à la reconstruction pendant de nombreuses années. Sans parler de la couronne britannique qui n'a pu exprimer son hégémonie comme elle l'aurait souhaité puisqu'elle est demeurée, aux yeux de beaucoup, le vrai garde-chiourme de Napoléon tout le temps de sa captivité.

Hudson Lowe aura-t-il été l'exécuteur de cette basse besogne ? Si cela a été véritablement le cas, il ne sera jamais vraiment rétribué par sa hiérarchie pour son accomplissement...

À la lecture de toutes ces thèses, je dois bien reconnaître que je n'ai que des questions et pas de conviction réelle sur ce sujet, mais cette dernière idée me trotte dans la tête depuis fort longtemps. À tort ou à raison. À vous de juger.

Références bibliographiques :

Damamme Jean-Claude, « Empoisonnement de Napoléon ; vérités – mensonges ; à propos de l'intervention de Thierry Lentz », in *http://www.napoleonicsociety.com*, 2003, p. 1.

Goldcher Alain, *Napoléon Ier. L'ultime autopsie*[9], SPM (éd.), Paris, 2012.

Kintz P., Goullé J.-P., Fornes P., Ludes B., « A new serie of hair analysis from Napoleon confirms chronic exposure to arsenic », in Ann. Toxico. Anal., 2001 ; 13(4) : 243-246.

Lamendin Henri, « Napoléon, des dentistes et l'Histoire... », in *Le Chirurgien-Dentiste de France*, 6-13/01/2000, 966/967 : 66-71.

Riaud Xavier, *Les dentistes, détectives de l'histoire*, L'Harmattan (éd.), Collection Médecine à travers les siècles, Paris, 2006.

Weider Ben, « L'assassinat de Napoléon », in c*onférence au Festival militaire international de Borodino*, Russie, septembre 1997, & in c*onférence à l'Académie militaire de Sandhurst*, Angleterre, février 1998, http://www.napoleonicsociety.com, pp. 1-6.

---

[9] Livre primé par l'Académie nationale de Médecine.

Weider Ben & Kintz Pascal, « Empoisonnement de Napoléon », in *The International Napoleonic Society Journal*, Montréal, 2005, pp. 6, 7.
Weider Ben, collection privée, Montréal, Canada, 2006.

L'hypothèse d'une pathologie urinaire sévère

En 2018, le Dr Quentin-Côme Le Clerc, urologue nantais, lit et étudie avec attention le rapport d'autopsie de François Antommarchi, médecin attaché à l'Empereur (Le Clerc, 2018).

Napoléon meurt le 5 mai 1821 sur l'île de Sainte-Hélène. Antommarchi fait l'autopsie de son corps le 6 mai devant 17 personnes, dont 7 médecins anglais. Antommarchi refuse de signer le procès-verbal. Trois rapports sont rédigés. Une lésion gastrique d'allure tumorale y est décrite.

Selon le Dr Le Clerc, l'Empereur aurait souffert d'une pathologie rénale sévère tout au long de sa vie touchant tout l'appareil urinaire (reins, vessie, urètre).

Il avait de grandes difficultés à uriner, surtout lorsqu'il passait beaucoup de temps à cheval. Il devait se lever souvent la nuit pour aller uriner. À cause de cela, Marie-Louise ne dormait plus avec lui, car elle était trop souvent réveillée par Napoléon. Ce problème pourrait être joint à de l'apnée du sommeil dont souffrait le Corse.

Il pouvait ne pas uriner pendant 24h. Lors de la campagne de Russie, sa rétention aiguë d'urine avait nécessité l'aide du chirurgien Yvan.

1795 : Alors à Mantoue, Napoléon présente une anxiété permanente avec des céphalées importantes probablement associées à une hypertension artérielle. Ces symptômes se seraient aggravés lors du Consulat.

Le 7 septembre 1812, avant la bataille de Borodino, Napoléon est atteint d'une *« trachéite fébrile »*. Ce terme, aujourd'hui inusité, évoque pour le Dr Le Clerc un œdème aigu du poumon. L'accumulation soudaine de liquides dans les alvéoles pulmonaires serait liée à une rétention d'eau dans l'organisme initiée par la défaillance du fonctionnement des reins. Selon le général Louis-Philippe de Ségur, ce jour précis, Napoléon aurait été atteint d'une infection de la prostate. Selon Constant, les capacités de l'Empereur ont été considérablement altérées pendant la bataille à cause de cela. Ces problèmes ont été permanents pendant toute la campagne de Russie *« avec des sédiments remplissant le tiers du vase »*. Le Dr Le Clerc pense que l'Empereur avait des calculs dans la vessie accompagnés de pus dans les urines (Le Clerc, 2018).

Dans le compte rendu d'autopsie publié en 1825 par Antonmarchi, *« la vessie, vide et très rétrécie, renfermait une certaine quantité de gravier mêlé avec quelques petits calculs. De nombreuses plaques rouges étaient éparses sur la membrane plus composée ou muqueuse ; les parois de cet organe étaient en état anormal »*.

Le Dr Le Clerc affirme que l'Empereur aurait pu être atteint d'une obstruction urinaire du fait d'une sténose de l'urètre ou d'une grosse prostate. L'hypothèse d'une sténose de l'urètre est très plausible compte tenu du jeune âge de l'illustre patient et de tous les symptômes décrits précédemment. Cette sténose pourrait être d'origine traumatique suite à une chute de cheval ou à la pratique intensive de l'équitation. L'Empereur pouvait faire 80 km à cheval dans la journée pour rejoindre son armée.

En revanche, une grosse prostate semble peu vraisemblable, car le malade avait moins de 40 ans quand les symptômes sont apparus. Le rapport d'autopsie vient confirmer cette théorie, car aucune grosse prostate n'y a été décrite.

Dans ses conclusions, le Dr Le Clerc affirme que, lors du Consulat, Napoléon aurait souffert probablement d'une insuffisance rénale chronique avec des épisodes de durée variable d'insuffisance rénale aiguë provoquée par des épisodes infectieux récurrents en rapport avec une obstruction située sous la vessie (Le Clerc, 2018).

Il est tout à fait envisageable que Napoléon, déjà atteint d'insuffisance rénale chronique, soit mort d'une insuffisance rénale aiguë par intoxication due à l'absorption de fortes doses de calomel (médicament à base de chlorure mercureux) les jours précédents son décès. L'Empereur aurait reçu dix grains de calomel au lieu d'un ou deux.

Un bref rappel sur le calomel et son usage s'impose.

Schématiquement et très brièvement[10], si le mercure liquide absorbé pénètre peu dans l'organisme, ses vapeurs, elles, y parviennent aisément par les voies respiratoires. Les sels de mercure, quant à eux, arrivent facilement à circuler dans le sang s'ils sont absorbés par voie digestive ou cutanée. Une intoxication est caractérisée le plus souvent par des signes cliniques digestifs : nausées, vomissements, douleurs abdominales, diarrhées hémorragiques, état de choc, puis mort. Le mercure est retrouvé en quantités abondantes dans le cerveau, les reins, la peau, le foie, la moelle osseuse, la rate, les intestins, les poumons et le cœur. Ces symptômes peuvent être accompagnés aussi de troubles du comportement, de paresthésie, troubles visuels, de mouvements anormaux, de tremblements, etc. Si cette intoxication est aiguë, la mort survient en 30 heures au plus. Le dosage en mercure dans le sang atteint alors de 1,5 g s'il s'agit de chlorure de mercure. Si elle est chronique, elle monte à plus de 200 µg/l dans le sang (Goullé J. P. & al., 2003, Goldcher, 2010).

Tous les médecins ont prescrit du calomel à Napoléon sur Sainte-Hélène. Ce produit est utilisé en tant qu'antiseptique depuis le Moyen Âge. À partir du XVIIe siècle, ce médicament à base de mercure est préconisé comme purgatif et est

---

[10] Riaud Xavier, « Napoléon a-t-il été empoisonné par le calomel ? », in *The International Napoleonic Society*, Montréal, 2011, http://www.napoleonicsociety.com, pp. 1-2.
Riaud Xavier, « Was Napoleon poisoned with calomel ? », in *The International Napoleonic Society*, Montréal, 2011, http://www.napoleonicsociety.com, pp. 1-2.

recommandé dans les cas aggravés de constipation. Mais, c'est aussi un diurétique.

En raison de son rythme de vie, l'Empereur est atteint de constipation chronique depuis des années. Il lui est très difficile d'aller à la selle à heure régulière, ce qui a amplement contribué à ses crises hémorroïdaires. Cette constipation inquiète évidemment et est perçue par tous comme extrêmement malsaine. En ayant ressenti les effets secondaires indésirables, Napoléon ne veut plus consommer de calomel sous toutes ses formes. Ceci est confirmé dans une lettre de Bertrand à Las Cases en 1818. Suite à une prescription du docteur O'Meara, Napoléon ressent ces effets secondaires si violemment que le médecin irlandais s'en inquiète auprès du proche entourage de l'Empereur. Durement touché par cette crise, le captif décide qu'il ne consommera plus de cette médication. Ceci est confirmé dans un courrier du commissaire russe de Balmain du 2 août, qui atteste du regain de forme de l'auguste malade et, malgré tout, de son affaiblissement et de son alitement quasi permanent (Bastien & Jeandel, 2005 ; Goldcher, 2010).

Napoléon est convaincu que ces pilules bleues contribuent pleinement à l'aggravation de son état. D'après Goldcher (2010), « cent pilules britanniques contiennent du mercure purifié (5g), du miel blanc (4g), du sucre blanc pulvérisé (2g) et des roses rouges pulvérisées (4g). »

En fait, toujours d'après Goldcher (2010), « le chlorure mercureux en contact avec le suc gastrique qui particulièrement riche en acide chlorhydrique se transforme en chlorure de mercure soluble particulièrement corrosif pour la muqueuse de l'estomac et toxique pour l'organisme après passage dans le sang. » La réticence impériale finalement lui prolonge la vie quelque temps. Ce refus explique aussi pourquoi il n'y a aucune corrélation, aucun lien de cause à effet entre les liaisons gastriques constatées à l'autopsie et le mercure (Goldcher, 2010).

Dans les derniers jours de sa vie, pourtant, l'illustre malade cède à ses médecins qui le taraudent. A-t-il compris que ses jours sont désormais comptés ? A-t-il songé à abréger ses souffrances en ingérant un médicament particulièrement létal ? Nul ne sait. Toujours est-il que le captif décide de céder aux invectives des médecins britanniques en suivant leurs recommandations.

Habituellement, les médecins prescrivent deux grains de calomel à chaque ingestion. La masse d'un grain est connue et vaut 53,114 mg. Dans les derniers moments de sa vie, les médecins anglais souhaitent générer un sursaut de l'organisme fatigué de l'Empereur. Aussi, lui administrent-ils 10 grains de calomel en une prise. Antommarchi s'insurge et refuse cette posologie qu'il considère équivalente à l'ingestion d'un poison. Si la masse considérée d'un grain est de 53,1mg, alors 10 grains ne pèsent guère plus de 0,531g. Pour avoir une dose mortelle, il faut ingérer au moins 20 à 30 grains. Nous l'avons vue, la dose létale est de 1,5 g dans le sang. Nous sommes donc loin du compte et les médecins anglais le savaient bien (Goldcher, 2010).

De plus, en 2005, une analyse de deux cheveux de Napoléon par le laboratoire Chem Tox a révélé des taux de mercure 2 à 3 fois supérieurs aux normes avérées, soit 3,3ng/mg et 4,7ng/mg. Pour qu'il y ait empoisonnement au mercure, il faut que la concentration capillaire dépasse les 50ng/mg. Nous sommes là encore loin du compte (Goldcher, 2010).

Enfin, la mort suit une ingestion de mercure entre 24 et 30 heures après l'absorption. L'administration des 10 grains a lieu le 3 mai 1821, à 18h00. L'Empereur décède le 5 mai, à 17h49, soit 48 heures après (Bastien & Jeandel, 2005).

Si les symptômes rencontrés chez l'Empereur suivant l'ingestion de calomel sont étudiés, l'évidence s'impose. À 23 heures, le 23 mai, une selle noire « qui témoigne d'une hémorragie haute » apparaît selon Goldcher (2010). À minuit, le 4, son corps agonisant se meut de façon incroyable et désordonnée. Il essaie de se lever et tombe de sa couche. Montholon essaie tant bien que mal de le maîtriser.

Normalement, l'absorption d'une dose très élevée est responsable de lésions inflammatoires, d'hémorragies, d'ulcérations pouvant aller jusqu'à la nécrose. La toxicité se manifeste au niveau de l'intestin, ce qui explique des diarrhées hémorragiques et non des selles noires. À dose médicale, ce médicament ne provoque pas de lésion gastrique corrosive, mais accélère le péristaltisme favorisant les selles (Goldcher, 2010). Rappelons qu'à l'autopsie du corps, le 6 mai 1821, l'intestin ne semble pas avoir été atteint de lésion (Antommarchi, 1825).

Il est donc évident au vu de tous ces éléments que l'agent toxique susceptible d'avoir empoisonné Napoléon n'est pas le calomel. Toutefois, il me semble admissible de penser aussi que, vu le contexte général afférent à l'île, à l'isolement du malade, à ses conditions de vie, à ses pathologies préexistantes ou aggravées qui l'ont particulièrement affaibli, cette médication ne lui a tout de même pas fait que du bien. À la question initiale posée, si je suis affirmatif pour l'essentiel, si je souscris à l'étude objective du Dr Goldcher (2010), je souhaite malgré tout conserver une circonspection de rigueur, car cette prescription, me semble-t-il, n'était peut-être pas la plus appropriée à un tel niveau de maladie et à un tel degré d'agonie.

Ce constat vient en outre étayer l'hypothèse formulée à la fin du chapitre précédent. Rappelez-vous : et si l'Empereur avait été gravement malade et si les Anglais, en lui administrant ce médicament massivement, plus que de raison, n'avaient pas plus ou moins délibérément abrégé ses souffrances ?

Références bibliographiques :

Antommarchi F., *Mémoires du Docteur F. Antommarchi ou les derniers momens de Napoléon*, Librairie Barrois L'Aîné, Paris, tomes 1 et 2, 1825.

Bastien Jacques & Jeandel Roland, *Napoléon à Sainte-Hélène – Étude critique de ses pathologies et des causes de son décès*, Le Publieur (éd.), 2005.

Chouard Ch., Meyer B. & Chabolle F., « Napoléon souffrait-il du syndrome d'apnées du sommeil ? », in *Ann. Oto-laryng.*, 1988 ; 105 : 299-303.

Di Costanzo J., « Napoléon à Sainte-Hélène : les causes de la mort. », in *Hépato-gastro & oncologie digestive*, 2002 Mar ; 26(99) : 275-278.

Goldcher Alain, *Autopsie commentée de Napoléon Bonaparte*, communication personnelle, Saint-Maur-des-Fossés, 2010, 218 p.

Goullé J. P. & al. Encycl. Médico-Chir., 2003, [90-50-0100].

Le Clerc Q.-C., « L'urètre de Napoléon, un conduit vers la fin de l'Empire. », in *Prog Urol.*, 2018 Sept. ; 28(10) : 461-463.

Riaud Xavier, « Napoléon a-t-il été empoisonné par le calomel ? », in *The International Napoleonic Society*, Montréal, 2011, http://www.napoleonicsociety.com, pp. 1-2.

Riaud Xavier, « Was Napoleon poisoned with calomel ? », in *The International Napoleonic Society*, Montréal, 2011, http://www.napoleonicsociety.com, pp. 1-2.

Apnée du sommeil et/ou bipolarisme

Napoléon dormait peu. Il réalisait des micro-siestes qui lui permettaient de récupérer. Il les appelait des *« méridiennes »*. Il se levait souvent la nuit et parfois plusieurs fois pour travailler. Jean Tulard (2021) rapporte que : *« Couché à minuit, il se réveille à trois heures pour réfléchir aux affaires les plus délicates, prend un bain chaud et se recouche à cinq. »* Louis Chardigny (2014) signale : *« ...il appréciait au contraire la présence d'esprit d'après minuit. »* De multiples anecdotes relatent ses courts sommeils diurnes : *« recru de fatigue, il s'assoupit au Conseil d'État, et lorsqu'il s'éveille il reprend la délibération au point où Cambacérès poursuivant le débat à mi-voix l'a amené ; (...) au théâtre de Saint-Cloud, lors de la représentation de « l'Amant bourru », il s'endort ; (...) à Elchingen, en 1805, il s'endort sur une chaise devant ses généraux debout ; (...) à Leipzig en 1813, c'est l'explosion du pont qui le réveille sur son fauteuil. »*

À la fin de sa vie, Napoléon présente un embonpoint extrêmement marqué. Il n'a plus la lucidité de sa jeunesse au combat. De nombreuses erreurs stratégiques émaillent son cheminement militaire. Selon le Dr Patrick Lemoine (2019), un éminent psychiatre, cela pourrait être consécutif à sa somnolence diurne, à la fatigue qui en découle fort logiquement, l'ensemble ayant pu altérer son jugement. Le praticien estime que cela pourrait appartenir aux symptômes d'une apnée du sommeil.

D'ailleurs, Jean-Antoine Chaptal, ancien médecin et ministre de l'Empereur, affirme au sujet du sommeil impérial (2011) : *« il l'avait maîtrisé jusque-là, celui-ci le maîtrisait à son tour. »* Patrick Lemoine (2019) ajoute par ailleurs : *« Dans le cadre des hypersomnies dites idiopathiques et de la narcolepsie, les siestes remettent en forme et restaurent la vigilance alors que les siestes liées au syndrome d'apnées du sommeil épuisent les sujets qui en souffrent. Dans ce cadre, ce ne sont plus des siestes programmées pour maintenir la vigilance, mais des accès incoercibles de somnolence. »*

D'autres faits viennent étayer cette analyse : Napoléon évoque une fatigue intense dès 1808 ce qui est un signe possible d'apnée du sommeil. Dans une missive à Joséphine, il écrit : *« J'ai assisté au bal de Weimar. L'empereur Alexandre danse, moi non ; 40 ans sont 40 ans. »* En 1812, Napoléon dit : *« Au lieu d'un verre de limonade, c'est maintenant un verre de café dont je ressens le besoin. »* À ce propos, Lemoine (2019) précise : *« Les apnéiques sont sans cesse à la recherche d'excitants pour les aider à lutter contre la somnolence, ce qui malheureusement ne les aide pas beaucoup à rester éveillés, mais les rend anxieux avec des palpitations.*

Il faut savoir que le syndrome d'apnées du sommeil et ses épisodes asphyxiques nocturnes répétés finissent par léser le cœur (infarctus, insuffisance cardiaque) et le cerveau avec des syndromes de type démentiel. » On ne peut pas parler de démence concernant Napoléon, mais ses erreurs stratégiques lors de la campagne de Russie sont certaines et son changement comportemental a été perceptible auprès de ses proches. Lui qui a toujours prôné la guerre de mouvement s'y est révélé d'une lenteur véritable. Louis Chardigny (2014) relate les mots sans concession de Pasquier, son ancien préfet de police : *« Au cours des Cent-Jours, j'ai décelé chez lui des signes d'une décadence profonde. »*

À ce moment, l'Empereur a pris beaucoup de poids. Son obésité est indéniable. Si l'on s'attarde de plus sur ses portraits, Lemoine (2019) signale : *« un cou un peu court, une rétrognathie. Celle-ci est flagrante sur le buste de l'Empereur aux lauriers de Bartolini et de manière indiscutable sur son masque mortuaire puisqu'il s'agit d'un moulage réalisé par Arnott. »* À ceci, s'additionne *« une obstruction nasale intermittente (avec une déviation de la cloison nasale) »* (Lemoine, 2019) qui démontre un rhume chronique chez Napoléon, ce qui étoffe grandement la théorie de l'apnée du sommeil. Cela n'a pas été rapporté, mais il semble que l'Empereur émettait des ronflements très sonores, ce qui pourrait aussi expliquer pourquoi sa deuxième femme Marie-Louise avait renoncé à dormir avec lui. En conclusion, selon Lemoine (2019), *« en revanche, quand l'âge et les kilos viennent, les choses se gâtent et les apnéiques se traînent, s'endorment, perdent la mémoire, deviennent colériques, ont des troubles du jugement, toutes choses signalées chez lui. »*

Certains psychiatres américains comme Julian Lieb (1994) affirment sans hésitation de plus que : *« les phases d'excitation, les fulgurances, mais aussi les moments de colère, d'idées grandioses et la mégalomanie de Napoléon s'intègrent dans un trouble bipolaire, que l'on peut retrouver chez d'autres tyrans. »* N'oublions pas son épisode dépressif et sa tentative de suicide dans la nuit du 12 au 13 avril 1814.

Bien que pour l'époque, Napoléon soit d'une taille tout à fait raisonnable (1,68 m), la norme d'alors étant à 1,67 m, Napoléon a donné son nom à un complexe : le complexe de Napoléon qui concerne les hommes qui souffrent de leur petite taille. Des études sociologiques et psychiatriques réalisées en 2018 dans lesquelles on a demandé à des hommes de petite taille de *« jouer au tyran dans leur gestion de l'argent »* ont démontré que cette petite taille pouvait favoriser les interactions et qu'elle mettait en avant une agressivité sensiblement plus marquée (Knapen J. & al., 2018). Napoléon souffrait-il de ce complexe ?

Références bibliographiques :

Chaptal Jean-Antoine, *Mes souvenirs sur Napoléon*, Mercure de France (éd.), 2011.

Chardigny Louis, *L'homme Napoléon*, Tempus Perrin (éd.), 2014.

Knapen Jill, Blaker Nancy & Van Vugt Mark, « The Napoleon Complex : When shorter men take more », in *Psychol. Sci.*, 2018 Jul. ; 29(7) : 1134-1144.

Lemoine Patrick, *La santé psychique de ceux qui ont fait le monde*, Odile Jacob (éd.), Paris, 2019.

Lieb Julian & Hershman D., *A brotherhood of Tyrants*, New York, Prometheus Books, 1994.

Tulard Jean, *Napoléon*, Hachette Pluriel (éd.), 2021.

La théorie du Dr Alain Goldcher (2012)

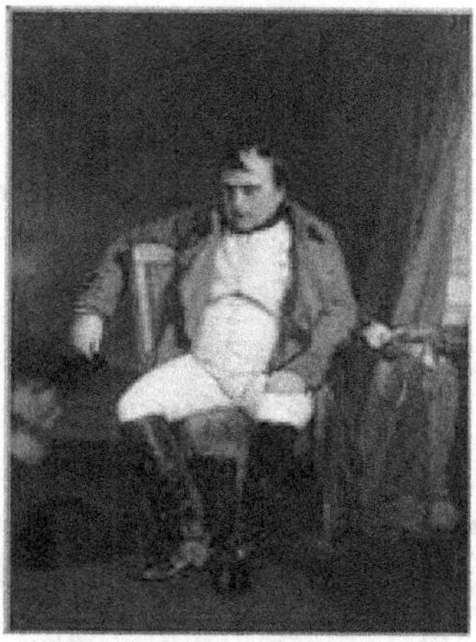

Napoléon à Fontainebleau, 31 mars 1814, peinture de Paul Delaroche (1797-1856). Agence photographique RMN-Grand Palais, Musée de l'Armée, 2023 (© Musée de l'Armée).

Lorsque Napoléon monte sur le Bellérophon le 15 juillet 1815, il est déjà malade selon Alain Goldcher (2012, 2021). Il souffre d'une anémie. Cette année-là, l'Empereur est pâle, avec un teint jaunâtre. Il présente de l'embonpoint. Il s'assoupit souvent et a perdu son énergie. En 1816, il a mal à la tête, des frissons et fait des malaises. En 1817, les maux de tête sont fréquents, des accès de mélancolie sont décrits. Il est souvent fatigué. En 1818, une hépatite est constatée, sa fatigue est constante, son visage est pâle, ses yeux creux, son teint jaunâtre. Il est abattu. En 1819, sa figure est spectrale, son oreille est dure, sa face terreuse, ses yeux livides. Son embonpoint est très marqué. Sa peau est pâle et il s'essouffle beaucoup. En 1820, il s'évanouit en sortant du bain, il présente des œdèmes aux membres inférieurs. Sa lassitude est profonde, sa pâleur est extrême. Il ressent un froid glacial dans tout le corps et aux extrémités. Ses lèvres, ses ongles, ses gencives sont très pâles.

À sa mort, cinq médecins différents l'ont examiné et aboutissent à cinq diagnostics totalement différents : Dr Francesco Antommarchi (gastro-hépatite) ; Dr Francis Burton (tendance à l'hydropisie) ; Dr Charles Mitchell (obstruction du pylore) ; Dr Thomas Shortt (marasme touchant à la consomption) ; Dr Archibald Arnott (hypocondrie).

Pour certains, les termes employés ne veulent rien dire (Goldcher, 2012, 2021).

Si l'on analyse les symptômes, tous les signes cliniques d'une anémie profonde sont objectivables : douleur comme un « coup de canif », ventre pâle, fatigue, vomissements, anxiété, alitement, dyspnée (difficulté à respirer). Le refroidissement des membres est sans équivoque au point que des couvertures chauffées le recouvrent constamment. Alain Goldcher explique : *« Le corps privilégie les organes nobles (cerveau, cœur, poumon, reins, foie) et délaisse le reste. »* Napoléon fait des hallucinations, a des hoquets, pour finalement tomber dans le coma. Ces derniers signes traduisent une mauvaise vascularisation du cerveau.

Le 25 avril 1821, Arnott assiste au vomissement de Napoléon. *« Quelque chose de noir et pareil à du marc de café. »* Pour tout le monde, il n'y a plus de doute, c'est l'estomac qui est l'origine du mal.

À l'autopsie, lors de l'ouverture de l'abdomen, Antommarchi constate une grosse couche de graisse, ce qui est un argument qui réfute l'hypothèse d'un cancer. Tous les organes sont en bonne place et en bon état. Le foie est normal malgré les constatations d'Antommarchi et d'Arnott. Dix-sept personnes sont présentes lors de l'autopsie. Tous attestent que le foie est normal sauf Arnott et Antommarchi justement (Goldcher, 2012, 2021).

Autre remarque d'Antommarchi : un ulcère perforé bouché. Un trou apparaît sur l'estomac qui est colmaté par le lobe gauche du foie. Les premiers symptômes sont remarqués en 2019. Cet ulcère guérit en six semaines. Alain Goldcher (2012, 2021) est d'accord avec l'affirmation de l'autopsie qui atteste que ce trou est la conséquence d'une corrosion ulcéreuse et que les parois de l'estomac sont ulcéreuses.

Les descriptions médicales de la maladie qui a frappé l'Empereur varient selon les médecins. Il en va de même sur la terminologie. Elles évoquent un ulcère, un ulcère cancéreux, une corrosion ulcéreuse, des parois ulcéreuses ou encore un squirre. Personne ne semble d'accord et les termes employés manquent véritablement de précision. Le mot « tumeur » n'est jamais mentionné. Aucun des rapports d'autopsie ne présente de conclusion. Les Anglais hésitent véritablement jusque dans le choix de leurs mots. Ils ne semblent pas connaître cette maladie et ne parviennent pas vraiment à l'identifier. Ceci explique l'absence de conclusion. Ils laissent même filtrer la rumeur d'un squirre de l'estomac comme le père de Napoléon, laissant entendre par là l'idée d'un antécédent familial.

Pourtant, en résumé, aucun signe d'un cancer gastrique n'est apparent. Il n'y a pas d'obstruction, d'envahissement des parois, de tumeur ulcérée, pas d'hémorragie, de péritonite associée, d'infection locale, de ganglions lymphatiques, de métastase. Le corps n'est pas cachectique (grosse couche de graisse sous la peau), il y a une appétence pour le jus, le bouillon ou la gelée de viande. En cas de lésion cancéreuse débutante dont on ne meurt pas, il y a un vrai dégoût pour la viande. Ce sont autant d'arguments contraires cliniques à l'existence d'un cancer (Goldcher, 2012, 2021).

En 1825, Antommarchi publie son rapport d'autopsie qui est un plagiat d'un travail déjà publié en 1823 par le Dr Rullier intitulé *Archives générales de médecine* Antommarchi, 1825 ; Rullier, 1823).

La confusion dans l'emploi des mots est réelle. En 1821, on ne sait pas ce qu'est une gastrite chronique, une anémie par microsaignements chroniques invisibles, ce que sont les symptômes d'une anémie avec une carence de fer sévère.

De 1815 à 1821, Napoléon en présente pourtant tous les signes cliniques.

C'est J. Héreau, Premier chirurgien de Marie-Louise, qui est le premier à donner le bon diagnostic en 1829 dans son ouvrage *Napoléon à Sainte-Hélène*. Pour le médecin, Napoléon est bien mort d'une gastrite chronique (Héreau, 1829). Selon lui, les conditions de vie, les vexations encourues et *« l'erreur des médecins a concouru à hâter sa fin. »*

Mais, c'est le Pr Jean Cruveilhier de la Faculté de médecine de Paris qui est le premier à décrire, en 1842, une gastrorragie. Une de ses patientes regroupait tous les symptômes précédemment décrits chez Napoléon. À l'autopsie, elle était totalement anémiée. Il explique cela dans son travail intitulé *Anatomie pathologique* (Tome 2, 1re partie) paru en 1842. Il y décrit une gastrite chronique avec des ulcérations et des microsaignements répétés (Goldcher, 2012, 2021).

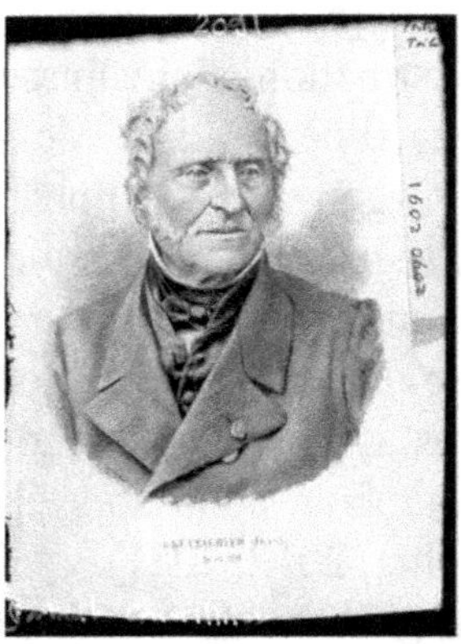

Pr Jean Cruveilhier (1791-1874), membre de l'Académie de médecine, commandeur de la Légion d'honneur, titulaire de la chaire d'anatomopathologie de la Faculté de médecine de Paris, condisciple d'Alexis Boyer.
(© BIU Santé, Réf. CICL02091, 2023 ; Corlieu, 1896).

Revenons à l'autopsie de Napoléon… Tous les intervenants de l'autopsie parlent d'un amas de tissus ulcéreux sur la surface interne de l'estomac (que Cruveilhier retrouve sur l'estomac de sa patiente âgée).

Jean-Noël Hallé (1754-1822) est le premier à utiliser le mot « anémie » dans deux travaux qui sont publiés en 1803 : *Observations sommaires sur une maladie que l'on peut appeler anoemie* et *Observations additionnelles sur l'anoemie* (Goldcher, 2012, 2021).

Cette anémie est inconnue des médecins présents sur l'île de Sainte-Hélène. Ses symptômes également.

Rappelons les données trouvées lors de l'autopsie s'y apparentant… Antommarchi constate un visage et un corps qui s'avèrent très pâles. Il est vide de sang. Les ventricules aortiques et pulmonaires, les oreillettes et les gros vaisseaux près du cœur sont vides de sang. Son cadavre est d'une blancheur extraordinaire. Les médecins anglais mentionnent des muscles de couleur anormalement pâles. La mort de Napoléon est due à une exsanguination (Goldcher, 2012, 2021). Comme l'affirme Alain Goldcher (2012, 2021), *« la cause immédiate de sa mort est une anémie par micro-saignements répétés ayant conduit à une exsanguination progressive et a un arrêt cardio-respiratoire. »* Selon ce dernier toujours (2012, 2021), *« la cause initiale de sa mort est une maladie ulcéreuse chronique de l'estomac et un syndrome dépressif (= pathologie de stress combinée à une infection ancienne, chronique et familiale à l'Helicobacter pylori). »*

Références bibliographiques :

Agence photographique RMN-Grand Palais, Musée de l'Armée, 2023.

Antommarchi F., *Mémoires du Docteur F. Antommarchi ou les derniers momens de Napoléon*, Librairie Barrois L'Aîné, Paris, 1825.

BIU Santé, Réf. CICL02091, Paris, 2023.

Corlieu Auguste, *Centenaire de la Faculté de médecine de Paris (1794-1894)*, Imprimerie nationale, Paris, 1896.

Goldcher Alain, *Autopsie commentée de Napoléon Bonaparte*, communication personnelle, Saint-Maur-des-Fossés, 2010, 218 p.

Goldcher Alain[11], *Napoléon Ier. L'ultime autopsie*, SPM (éd.), Paris, 2012.

Goldcher Alain, « De quoi est mort Napoléon sur l'île de Sainte-Hélène ? », in *Fondation Napoléon,* conférence pour le bicentenaire de la mort de Napoléon enregistrée sur YouTube, Paris, 21/09/2021.

Héreau J., *Napoléon à Sainte-Hélène*, Libraire F. Louis, Paris, 1829.

Rullier, « Note sur un petit engorgement cancéreux de l'estomac extrêmement circonscrit, perforé en son centre, et suivi de l'épanchement des aliments dans l'abdomen », in *Arch. Gén. Méd.*, 1823 ; II : 380-387.

[11] Livre primé par l'Académie nationale de Médecine.

Conclusion

Dans ma vie de professionnel de santé que j'ai toujours souhaité au service de mes concitoyens, il semble parfois inconcevable pour mes patients que je puisse consulter un médecin, avoir même des émotions. Je suis trop souvent résumé à ma seule blouse. Et pourtant…

Alors que dire de Napoléon, de cet homme qui a littéralement révolutionné la société française en profondeur, l'a remaniée et lui a assuré une pérennité à nulle autre pareille ? Sans vouloir ternir son image ou lui manquer de respect d'aucune façon, aujourd'hui, on perçoit ce nom comme une entité en oubliant qu'il s'est agi avant tout d'un homme, on le perçoit comme une légende en oubliant qu'il a défini les contours d'une époque qui a duré une vingtaine d'années tout au plus dont la résonnance se chiffre en siècles, on le perçoit comme une icône qui voit des milliers et des milliers de textes, de communications lui être consacrés chaque année en oubliant qu'au matin de Waterloo, il souffrait d'hémorroïdes comme beaucoup d'entre nous. Ses victoires mythiques et ses défaites parfois tragiques, ses innovations sociétales, ses réformes toujours actuelles ne doivent pas nous faire oublier qu'il n'a été qu'un homme finalement. Exceptionnel certes, mais un homme néanmoins avec une famille qui le verra despotique parfois tenant son empire d'une poigne de fer et, par exemple, n'hésitant pas à répudier Joséphine pour avoir un fils, ou généreux également s'assurant de l'avenir de sa famille en confiant notamment à ses frères de nombreux titres leur conférant ainsi une dignité monarchique.

Repères chronologiques

15 août 1769 : Naissance de Napoléon Bonaparte à Ajaccio.
1er janvier 1779 : Entrée au collège d'Autun.
15 mai 1779 : Entrée au collège de Brienne.
22 octobre 1784 : Cadet gentilhomme à l'école militaire de Paris.
1er septembre 1785 : Lieutenant en second au régiment d'artillerie de la Fère à Valence.
1er septembre 1786 : Retour en Corse. Il accorde son soutien à Pascal Paoli.
1er avril 1791 : Lieutenant en premier au 4e régiment d'artillerie.
10 juillet 1792 : Elevé au grade de capitaine en second.
11 juin 1793 : Chassé de Corse par Paoli.
16 septembre 1793 : Affecté au siège de Toulon.
19 décembre 1793 : Toulon est reprise aux Anglais grâce à l'action de Napoléon.
22 décembre 1793 : Nommé général de brigade.
Du 9 au 20 août 1794 : Emprisonné comme robespierriste au fort Carré d'Antibes.
4 octobre 1795 : Réintégré par Barras et nommé commandant en second de l'Intérieur.
5 octobre 1795 : Il réprime dans le sang l'insurrection royaliste sur les marches de Saint-Roch à Paris.
16 octobre 1795 : Général de division, commandant en chef de l'armée de l'Intérieur.
2 mars 1796 : Nommé commandant de l'armée d'Italie.
9 mars 1796 : Mariage avec Joséphine de Beauharnais.
26 mars 1796 : Il arrive à Nice et prend véritablement le commandement de l'armée d'Italie.
12 avril 1796 : Victoire de Montenotte.
21 avril 1796 : Victoire de Mondovi.

28 avril 1796 : Armistice de Cherasco signé avec le roi de Sardaigne.
10 mai 1796 : Victoire de Lodi.
5 août 1796 : Victoire de Castiglione.
Du 15 au 17 novembre 1796 : Victoire d'Arcole.
14 janvier 1797 : Victoire de Rivoli.
16 janvier 1797 : Victoire de la Favorite, livrant Mantoue, en siège depuis trois mois, aux Français.
18 avril 1797 : Signature des préliminaires de paix de Loeben.
26 octobre 1797 : Traité de Campo-Formio avec les Autrichiens.
21 novembre 1797 : Ouverture du congrès de Rastadt.
5 mars 1798 : Nommé général en chef de l'armée d'Orient.
19 mai 1798 : Départ de Toulon du corps expéditionnaire vers l'Égypte.
11 juin 1798 : Prise de Malte et embarquement des deux mille cavaliers maltais.
Du 1er au 2 juillet 1798 : Débarquement à Alexandrie.
21 juillet 1798 : Victoire des Pyramides.
1er août 1798 : Nelson, grand amiral anglais, détruit la flotte française à Aboukir.
22 août 1798 : Napoléon crée l'Institut d'Égypte et nomme Gaspard Monge comme président provisoire.
21 octobre 1798 : Révolte du Caire. 800 soldats français sont assassinés.
10 février 1799 : Départ pour l'expédition de Syrie.
7 mars 1799 : Prise de Jaffa.
16 avril 1799 : Victoire du Mont-Thabor.
25 juillet 1799 : Bonaparte lève le siège de Saint-Jean-d'Acre. Premier revers pour l'armée d'Égypte.
25 juillet 1799 : Victoire terrestre d'Aboukir.
9 octobre 1799 : Bonaparte accoste en France avec 100 de ses meilleurs officiers.
Du 9 au 10 novembre 1799 : Coup d'État du 18 Brumaire. Bonaparte est nommé consul.
13 février 1800 : Création de la Banque de France.

17 février 1800 : Création des préfets.
24 mars 1800 : Bonaparte est nommé Premier consul.
14 juin 1800 : Victoire de Marengo.
9 février 1801 : La paix de Lunéville est signée avec l'Autriche mettant fin à la seconde coalition.
15 juillet 1801 : Le Concordat est signé avec le Pape Pie VII.
25 mars 1802 : Signature de la paix d'Amiens avec l'Angleterre.
19 mai 1802 : Création de la Légion d'honneur.
5 août 1802 : Napoléon est nommé consul à vie par plébiscite.
16 mai 1803 : Vente de la Louisiane aux États-Unis pour 70 millions de dollars.
16 mai 1803 : Ratification du Traité d'Amiens. L'Europe est de nouveau en conflit.
21 mars 1804 : Exécution du duc d'Enghien consécutive à la conjuration des royalistes sur la personne de l'Empereur.
18 mai 1804 : Napoléon est proclamé Empereur des Français.
2 décembre 1804 : Sacre de Napoléon Ier dans l'église Notre-Dame à Paris devant le Pape.
17 mars 1805 : Napoléon Ier se couronne roi d'Italie.
20 octobre 1805 : Victoire d'Ulm.
21 octobre 1805 : Désastre naval de Trafalgar. Nelson détruit une seconde fois la flotte française.
2 décembre 1805 : Victoire magistrale d'Austerlitz, qui couronne la première année de l'Empire. Cette victoire ne sera plus dénommée que par l'appellation : le « Soleil d'Austerlitz ».
12 juillet 1806 : Mise en place de la Confédération du Rhin.
14 octobre 1806 : Victoire d'Auerstedt grâce au corps d'armée de Davout.
14 octobre 1806 : Victoire d'Iéna.
27 octobre 1806 : Entrée triomphale à Berlin.
21 novembre 1806 : Napoléon ordonne le blocus continental. Il isole ainsi économiquement l'Angleterre.
8 février 1807 : Bataille d'Eylau.

14 juin 1807 : Victoire de Friedland.
25 juin 1807 : Entrevue de Tilsit. L'alliance franco-russe est signée sur le Niémen.
16 septembre 1807 : Création de la Cour des comptes.
30 novembre 1807 : Promulgation de la noblesse d'Empire.
2 février 1808 : Occupation de Rome. Deuxième erreur politique de Napoléon.
17 mars 1808 : Création de l'Université impériale.
20 mars 1808 : Les armées françaises envahissent l'Espagne.
2 mai 1808 : Soulèvement des Madrilènes. Le bilan est lourd : 4 000 morts français et espagnols.
21 juillet 1808 : Capitulation à Baylen. C'est la première défaite terrestre française depuis 1798.
27 septembre 1808 : Entrevue d'Erfurt.
30 novembre 1808 : Victoire de Somosierra.
4 décembre 1808 : Capitulation de Madrid. Joseph devient roi d'Espagne.
5 avril 1809 : L'Autriche déclare la guerre à la France et s'engage dans la cinquième coalition.
22 avril 1809 : Victoire d'Eckmühl.
22 mai 1809 : Bataille d'Essling. Première bataille véritablement indécise. Mort du maréchal Lannes.
6 juillet 1809 : Victoire de Wagram.
14 octobre 1809 : Traité de Vienne mettant fin à la cinquième coalition.
15 décembre 1809 : Napoléon divorce de Joséphine, car celle-ci ne peut pas lui donner d'enfant.
2 avril 1810 : Napoléon se marie avec Marie-Louise, l'une des filles de l'Empereur d'Autriche.
20 mai 1811 : Naissance de Napoléon II, le roi de Rome.
7 juin 1812 : La France et la Russie se déclarent la guerre.
24 juin 1812 : La Grande Armée, forte d'environ 500 000 hommes, franchit le Niémen.
7 septembre 1812 : Victoire de la Moskova.
14 septembre 1812 : Entrée de Napoléon à Moscou.

8 octobre 1812 : Départ de Moscou qui brûle. La Grande Armée entame l'effroyable retraite de Russie.
27 novembre 1812 : Passage de la Bérézina qui, contrairement à la légende, est une victoire.
17 mars 1813 : La Prusse comprend que l'Empire français est touché à mort. Elle lui déclare la guerre.
2 mai 1813 : Victoire de Lützen.
20 mai 1813 : Victoire de Bautzen.
21 juin 1813 : Défaite de Vitoria en Espagne.
12 août 1813 : L'Autriche déclare la guerre à la France.
Du 26 au 27 août 1813 : Victoire de Dresde.
Du 16 au 19 octobre 1813 : Défaite de Leipzig.
10 février 1814 : Victoire de Champaubert.
11 février 1814 : Victoire de Montmirail.
30 mars 1814 : Défection de Marmont conduisant à la capitulation de Paris.
6 avril 1814 : Première abdication de Napoléon. Celui-ci fait ses célèbres adieux de Fontainebleau.
4 mai 1814 : Napoléon accoste sur l'île d'Elbe.
1er mars 1815 : Retour de Napoléon en France. Il débarque à Golfe-Juan.
20 mars 1815 : Arrivée de Napoléon à Paris. Toutes les troupes envoyées par Louis XVIII se sont ralliées à lui.
16 juin 1815 : Victoire de Ligny.
18 juin 1815 : Défaite de Waterloo.
16 octobre 1815 : Napoléon accoste sur l'île de Sainte-Hélène.
5 mai 1821 : Mort de Napoléon Bonaparte en captivité à Sainte-Hélène à 17h49.
15 décembre 1840 : Retour de ses cendres à Paris sur ordre de Louis-Philippe.

Remerciements

Tous mes remerciements vont au Général Michel Franceschi pour la gentillesse de son accueil à mon encontre toutes ces années et pour sa préface remarquable.

Il m'est essentiel de remercier mes mentors, les professeurs Simon Bérénholc et François Resche, le regretté Dr Henri Lamendin, un historien de l'art dentaire reconnu trop tôt disparu et M. Thierry Feral à qui je dois tant et tant. Sans oublier, tous ceux qui me soutiennent au quotidien dans mes travaux, voire qui y participent.

À mon amie, la Dr Céline Clément, qui m'a redonné du courage lors de ma dernière venue à Nancy alors que je traversais une mauvaise passe. Au Pr Michel Germain qui me soutient en toutes circonstances pour son amitié sincère.

À ma profession dont je ne comprends pas toujours tous les tenants et aboutissants, mais que j'aime tant.

Je ne peux terminer sans dire tout l'amour que je porte à ma femme et à mes trois enfants qui illuminent ma vie comme autant de soleils.

Hommages

Pour ses travaux sur la médecine napoléonienne, Xavier Riaud a été fait membre d'honneur de l'International Napoleonic Society (Québec, Canada), officier du Corps académique en qualité de délégué au Comité scientifique et de recherches de l'Instituto Napoleónico México-Francia, membre d'honneur de la Napoleonic Society of Georgia, membre d'honneur et ambassadeur en France de la Napoleon Society of Ireland et de l'Israeli Society for Napoleonic Research

Il a reçu aussi la médaille d'honneur et la Legion of Merit de l'International Napoleonic Society.

Il a publié déjà deux livres sur Napoléon, dont un a été primé par l'Association des Amis du Musée du Service de Santé des Armées au Val-de-Grâce en 2012, des articles dans quatre langues (français, anglais, espagnol, allemand) dans tous les pays déjà cités, dont huit qui ont paru sur le site de la Fondation Napoléon.

Il est aussi membre du comité directeur du Centre des études napoléoniennes.

Bibliographie

Académie nationale de médecine, communication personnelle, Paris, 2010.

Agence photographique Réunion des Musées Nationaux, photo Bricart Nicolas-Pierre, Paris, 2007.

Agence photographique Réunion des Musées Nationaux, photo Berizzi Jean-Gilles, Paris, 2009.

Agence photographique Réunion des Musées Nationaux, photo Christian Jean, Paris, 2009.

Agence photo Réunion des Musées nationaux, communication personnelle, Paris, 2010.

Aiolfi Xavier, *Après tout, je ne suis qu'un homme... Napoléon intime*, SPE Barthélémy (éd.), Paris, 2009.

Almanachs impériaux, Testu & Cie imprimeurs, Paris, 1805 à 1813.

Androutsos Georges (a), « Alexis Boyer (1757-1833), éminent chirurgien et anatomiste, et l'étude des troubles mictionnels », in *Prog. Uro.*, 2003 ; 13 : 527-532.

Androutsos Georges (b), « Alexis Boyer (1757-1833), éminent chirurgien et anatomiste. La place de l'andrologie dans son œuvre. Varicocèle et hypospadias comme facteurs d'infécondité », in *Andrologie*, 2003 ; 13 (2) : 180-186.

Antommarchi F., *Mémoires du Docteur F. Antommarchi ou les derniers momens de Napoléon*, Librairie Barrois L'Aîné, Paris, 1825.

Arnott A., *An Account of the Last Illness, Decease and Post Mortem Appearances of Napoleon Bonaparte*, John Murray (ed.), 1822.

Arnott J., *The House of Arnott*, Brown (ed.), Edinburgh, 1918.

Aubry Octave, *La vie privée de Napoléon*, Bibliothèque napoléonienne, Tallandier (éd.), Paris, 1977.

Balcombe Betsy, *Napoléon à Sainte-Hélène*, Plon (éd.), Paris, 1898.

Baron Pierre, « Dental Practice in Paris », in *Dental Practice in Europe at the End of the 18th Century*, sous la direction de Christine Hillam, Rodopi (ed.), Amsterdam, 2003.

Bastien Jacques & Jeandel Roland, *Napoléon à Sainte-Hélène – Étude critique de ses pathologies et des causes de son décès*, Le Publieur (éd.), 2005.

Benhamou Albert, *L'autre Sainte-Hélène, la captivité, la mort et les médecins autour de Napoléon*, Albert Benhamou Publishing, 2010.

Bibliothèque interuniversitaire de Santé (BIUS), communication personnelle, Paris, 2010.

Bogopolsky Sacha, *La brosse à dents ou l'histoire de la « mal aimée »*, CdP (éd.), Paris, 1995.

Boigey Maurice, « Les maux de Napoléon », in *Chronologie – Sainte-Hélène : la maladie de l'Empereur*, http://www.napoleonprisonnier.com, tiré de son article paru dans l'Almanach Napoléon, 1930, pp. 1-2.

Bouchon L. A. & Grau D., « Jean Nicolas Corvisart (1755-1821), Premier médecin de l'Empereur, commandeur de la Légion d'honneur, baron de l'Empire », in *http://www.napoleon-empire.net*, 2008-2010, pp. 1-3.

Boyer Alexis, *Traité complet d'anatomie, description de toutes les parties du corps humain*, Migneret (éd.), Paris, tome I, 1810, 3e édition.

Cabanès A., *Dans l'intimité de l'Empereur*, Albin Michel (éd.), Paris, 1921.

Cabanès A., *Légendes et curiosités de l'Histoire*, Albin Michel (éd.), Paris, 1953.

C.A.R.A.N., documents 02-233, 02-236, 02-815 et 02-816, Paris, 2010.

Castelot André, *Bonaparte*, Librairie académique Perrin, Paris, 1967.

Castelot André, *Napoléon*, Librairie académique Perrin, Paris, 1968.
Chaptal Jean-Antoine, *Mes souvenirs sur Napoléon*, Mercure de France (éd.), 2011.
Chardigny Louis, *L'homme Napoléon*, Tempus Perrin (éd.), 2014.
Chouard Ch., Meyer B. & Chabolle F., « Napoléon souffrait-il du syndrome d'apnées du sommeil ? », in *Ann. Oto-laryng.*, 1988 ; 105 : 299-303.
Constant, *Mémoires intimes de Napoléon Ier*, Mercure de France (éd.), Paris, 2000.
Corlieu Auguste, *Centenaire de la Faculté de médecine de Paris (1794-1894)*, Alcan – Baillère – Doin – Masson (éd.), Paris, 1896.
Cuvier Georges, *Recueil des éloges historiques lus dans les séances publiques de l'Institut royal de France*, F. G. Levrault (éd.), tome 3, Paris, 1827.
Damamme Jean-Claude, « Empoisonnement de Napoléon ; vérités – mensonges ; à propos de l'intervention de Thierry Lentz », in *http://www.napoleonicsociety.com*, 2003, p. 1.
Davies M. K. & Hollman A., « Jean Nicolas Corvisart (1755-1821) », in *Heart*, 1997 ; 78 : 4.
Delage Irène & Papot Emmanuelle, « Il y a 200 ans », in *Lettre d'information de Napoleon.org*, n°600, 21-27/10/2011.
De Las Cases Emmanuel, *Mémorial de Sainte-Hélène*, Le Grand Livre du Mois (éd.), Tome IV, Paris, 1999 (réédition de la première version de 1823).
Deutsches Epilepsiemuseum, « Malades épileptiques célèbres – Napoléon », in *http://www.epilepsiemuseum.de*, Kork, 2002, pp. 1-2.
Di Costanzo J., « Napoléon à Sainte-Hélène : les causes de la mort. », in *Hépato-gastro & oncologie digestive*, 2002 Mar ; 26(99) : 275-278.

Driout Pierre, « Charles Regnault (1765-1832) », in *http://pierre.driout.perso.sfr.fr*, sans date, pp. 1-7.
Dubois F., « Éloge de M. Boyer lu à l'Académie de médecine, le 14 décembre 1852 », in *Mémoires de l'Académie impériale de médecine*, J.-B. Baillère (éd.), tome VII, Paris, 1853.
Dupont Michel, *Dictionnaire historique des médecins dans et hors de la Médecine*, Larousse (éd.), Paris, 1999.
Fondation Napoléon, catalogue *"Trésors de la Fondation Napoléon"*, Paris, 2007.
Gallo Max, *Napoléon*, Magellan (éd.), 8 vol., Paris, 1998.
Ganière Paul, *Corvisart*, Flammarion (éd.), Paris, 1951.
Ganière Paul, « La médecine et les médecins », in *Revue du Souvenir napoléonien*, oct. 1970, n° 256, pp. 14-16.
Ganière Paul, « Dubois Antoine (1756-1837), médecin », in *Revue du Souvenir napoléonien*, décembre 1988 ; 362 : 51-52.
Georgel Alcide, « Armorial de l'Empire français », in *http://www.euraldic.com* ou *Bibliothèque nationale de France*, Paris, 1869.
Goldcher Alain, « Les blessures de Napoléon », in *Revue du Souvenir napoléonien*, http://www.napoleon.org, juin-juillet 2004 ; 453 : 3-7.
Goldcher Alain, *Autopsie commentée de Napoléon Bonaparte*, communication personnelle, Saint-Maur-des-Fossés, 2010, 218 p.
Goldcher Alain, *Napoléon Ier. L'ultime autopsie*, SPM (éd.), Paris, 2012.
Goudeaux Edmond, *Alexis Boyer (1757-1833), sa vie, son œuvre*, Jules Rousset (éd.), 1904.
Goullé J. P. & al. Encycl. Médico-Chir., 2003, [90-50-0100].
Gourdol Jean-Yves, « Jean-Nicolas Corvisart des Marets, Dricourt 1755 – Paris 1821, Premier médecin de Napoléon », in *http://www.medarus.org*, 2010, pp. 1-6.

Gourdol Jean-Yves, « Francesco Antommarchi (1789-1838), médecin de Napoléon Ier à Sainte-Hélène », in *http://www.medarus.org*, 2010, pp. 1-9.

Halls Dally J. F., « Life and Times of Jean Nicolas Corvisart (1755-1821) », in *Proceedings of the Royal Society of Medicine*, 1941 March ; 34 (5) : 239-246.

http://fr.wikipedia.org, *Alexis Boyer*, 2010, pp. 1-2.

http://fr.wikipedia.org, *Charles Pierre Claret de Fleurieu*, 2010, pp. 1-6.

http://fr.wikipedia.org, *Jean Noël Hallé*, 2010, p. 1.

http://fr.wikipedia.org, *Louis Costaz*, 2009, p. 1.

http://fr.wikipedia.org, *Pierre Antoine Noël Bruno Daru*, 2010, pp. 1-6.

http://napoleonbonaparte.wordpress.com, *Jean Nicolas Corvisart (1755-1821), baron d'Empire*, 2008, pp. 1-7.

http://www.appl-lachaise.net, *Hallé Jean Noël (1754-1822)*, 2007, pp. 1-2.

http://www.histoire-empire.org, *Jean-Nicolas Corvisart (1755-1821), Premier médecin de Napoléon*, 2010, pp. 1-4.

Journal de Paris, Paris, 1789.

http://www.pgil-eirdata.org, *Barry Edward O'Meara*, sans date, p. 1.

Kintz P., Goullé J.-P., Fornes P., Ludes B., « A new serie of hair analysis from Napoleon confirms chronic exposure to arsenic », in *Ann. Toxico. Anal.*, 2001 ; 13(4) : 243-246.

Knapen Jill, Blaker Nancy & Van Vugt Mark, « The Napoleon Complex : When shorter men take more », in *Psychol. Sci.*, 2018 Jul. ; 29(7) : 1134-1144.

Lamendin Henri, « Napoléon, des dentistes et l'Histoire... », in *Le Chirurgien-Dentiste de France*, 6-13/01/2000 ; 966/967 : 66-71.

Lamendin Henri, *Anecdodontes*, Aventis (éd.), Paris, 2002.

Lamendin Henri, *Petites histoires de l'art dentaire d'hier et d'aujourd'hui (Anecdodontes)*, L'Harmattan (éd.), Collection Ethique médicale, Paris, 2006.

Lamendin Henri, *Praticiens de l'Art dentaire du XIVe au XXe siècle*, L'Harmattan (éd.), Collection Médecine à travers les siècles, Paris, 2007.

Larrey Dominique Jean, *Mémoires de chirurgie militaire et campagnes*, Smith (éd.), 4 vol., Paris, 1812-1817, 4 vol.

Le Clerc Q.-C., « L'urètre de Napoléon, un conduit vers la fin de l'Empire. », in *Prog Urol.*, 2018 Sept. ; 28(10) : 461-463.

Lemaire Jean-François, *Napoléon et la médecine*, François Bourin (éd.), Paris, 1992.

Lemaire Jean-François, *La médecine napoléonienne*, Nouveau Monde/Fondation Napoléon (éd.), Paris, 2003.

Lemoine Patrick, *La santé psychique de ceux qui ont fait le monde*, Odile Jacob (éd.), Paris, 2019.

Lieb Julian & Hershman D., *A brotherhood of Tyrants*, New York, Prometheus Books, 1994.

Lugli A., Carneiro F, Dawson H., Fléjou J.-F., Kirsch R., Van der Post R., Vieth M. & Svrcek M., « L'autopsie de Napoléon Bonaparte. Mise au point anatomo-pathologique pour le bicentenaire de la mort de Napoléon Ier sur l'île de Sainte-Hélène », in *Ann. Patho.*, 2021 Jul. ; 41(6) : 381-386.

Macé Jacques, *Le général Gourgaud*, Nouveau Monde (éd.), Fondation Napoléon, Paris, 2006.

Marchand, *Mémoires de Marchand*, Tallandier (éd.), Paris, 2003.

Marchioni J., *Place à Monsieur Larrey, chirurgien de la Garde impériale*, Actes Sud (éd.), Arles, 2003.

Markham J. David, *Napoleon and Dr Verling on St. Helena*, Pen and Sword (ed.), Barnsley, 2006.

Mason Phil, *Les hémorroïdes de Napoléon*, De l'Opportun (éd.), Paris, 2010.

Masson Frédéric, *Napoléon chez lui*, Tallandier (éd.), Bibliothèque napoléonienne, Paris, 2004.

Meylemans R., « Les grands noms de l'Empire », in *Ambulance 1809 de la Garde impériale*, http://ambulance1809-gardeimperiale.ibelgique.com, 2010, pp. 1-22.

Montholon, *Récits de la captivité de l'empereur Napoléon à Sainte-Hélène*, Librairie-Éditeur Paulin, Paris, 1847.

Musée Bonnat, communication personnelle, Bayonne, 2010.

Pouliquen Thierry, « Maison de l'Empereur Napoléon », in *http://thierry.pouliquen.free.fr*, 2007, pp. 1-6.

Quérard J.-M., *La France littéraire ou dictionnaire bibliographique*, Librairie Firmin Didot frères, Paris, tome 4, 1830.

Rabusson Corvisart Didier, « Avis au lecteur », in *Essai sur les maladies et les lésions organiques du cœur et des gros vaisseaux* par Corvisart J. N. (3e édition de 1818), Pariente (éd.), Paris, 1988, pp. 7-41.

Riaud Xavier, *Les dentistes, détectives de l'histoire*, L'Harmattan (éd.), Collection Médecine à travers les siècles, Paris, 2006.

Riaud Xavier, « Napoleon and his teeth », in *Napoleonic Scholarship, the journal of the International Napoleonic Society*, n° 3, May 2010, pp. 125-129.

Riaud Xavier, « Napoléon a-t-il été empoisonné par le calomel ? », in *The International Napoleonic Society*, Montréal, 2011, http://www.napoleonicsociety.com, pp. 1-2.

Riaud Xavier, « Was Napoleon poisoned with calomel ? », in *The International Napoleonic Society*, Montréal, 2011, http://www.napoleonicsociety.com, pp. 1-2.

Riaud Xavier, « Jean-Joseph Dubois-Foucou (1747-1830), Napoleon's personal dentist », in *The International Napoleonic Society*, Montréal, 2011, http://www.napoleonicsociety.com, pp. 1-3.

Riaud Xavier, *Chronique odontologique des rois de France et de la dynastie napoléonienne*, L'Harmattan (éd.), Collection Médecine à travers les siècles, Paris, 2011.
Riaud Xavier, *Napoléon Ier et ses médecins*, L'Harmattan (éd.), Collection Médecine à travers les siècles, Paris, 2012.
Riaud Xavier, *Napoléon Ier et ses dentistes*, L'Harmattan (éd.), Collection Médecine à travers les siècles, Paris, 2016.
Riaud Xavier, collection privée, Nantes, 2022.
Rousseau Claude, « Histoire de l'aménagement du cabinet dentaire - L'instrumentation : les « outils à dents » des nécessaires de Biennais. L'énigme du nécessaire dentaire de l'Empereur de la Fondation Napoléon », in *Actes de la Société française d'histoire de l'art dentaire*, Saint-Malo, 1998, http://www.bium.univ-paris5.fr, pp. 1-7.
Rousseau Claude (a), « Histoire de l'aménagement opératoire du cabinet dentaire - Le coffret d'instruments de chirurgie dentaire de Napoléon, l'énigme de son testament », in *Actes de la Société française d'histoire de l'art dentaire*, http://www.bium.univ-paris5.fr, sans date, pp. 1-5.
Rousseau Claude (b), « Histoire de l'aménagement opératoire du cabinet dentaire - L'énigme posée par l'attribution à Louis XVIII ou à Charles X d'un « nécessaire à dents » de Pierre-François Grangeret », in *Actes de la Société française d'histoire de l'art dentaire*, http://www.bium.univ-paris5.fr, sans date, pp. 1-7.
Sans auteur, *Catalogue des livres de la bibliothèque de feu M. Jean Noël Hallé*, De Bure frères Librairie, Paris, 1823.
Sans auteur, *Almanach royal présenté à Sa Majesté*, Guyot & Scribe (éd.), Paris, 1830.
Sire Robert, communication personnelle, Orléans, 2010.
Société des Gens de Lettres et de Savants, *Biographie universelle ancienne et moderne*, L.-G. Michaud (éd.), tome 66, Paris, 1839.
Société odontologique de Paris (SOP), « Les daviers de Napoléon », in *http://www.sop.asso.fr*, 2006, p. 4.

Stokoe Edith, *With Napoleon at St. Helena: Being the memoirs of Dr. John Stokoe, naval surgeon*, Bibliobazaar (ed.), Charleston, 2008.

Tallandier M. A., *Discours prononcé aux funérailles de Biennais*, Paris 1843.

The David Markham Collection, International Napoleonic Society, communication personnelle, Washington, U. S. A., 2009.

Tulard Jean, *Napoléon*, Hachette Pluriel (éd.), 2021.

Verling, *Journal du docteur James Roch Verling*, Extraits du Carnet de la Sabretache, Archives nationales françaises, années 1921-1922.

Weider Ben, « L'assassinat de Napoléon », in c*onférence au Festival militaire international de Borodino*, Russie, septembre 1997, & in c*onférence à l'Académie militaire de Sandhurst*, Angleterre, février 1998, http://www.napoleonicsociety.com, pp. 1-6.

Weider Ben & Kintz Pascal, « Empoisonnement de Napoléon », in *The International Napoleonic Society Journal*, Montréal, 2005, pp. 6, 7.

Wilson J. B., « Dr Archibald Arnott: surgeon to the 20th Foot and physician to Napoleon », in *Brit. Med. J.*, August the 2^{d} 1975; 3(5978): 293–295.

Table des matières

Préface 9

Avant-propos 11

Napoléon, ses maladies, ses blessures 13

Le service de santé personnel de Napoléon 27

« Je ne crois pas en la médecine, je crois en Corvisart » (Napoléon) 33

Jean Noël Hallé, médecin, chevalier d'Empire et grand précurseur de l'hygiène médicale en France 41

Alexis Boyer (1757-1833), premier chirurgien de Napoléon Ier 49

Alexandre-Urbain Yvan (1765-1839), chirurgien ordinaire de Napoléon 55

Les dents de Napoléon 61

Jean-Joseph Dubois-Foucou (1747-1830), le dentiste personnel de Napoléon 71

Les médecins de Napoléon à Sainte-Hélène 77

Eléments macroscopiques figurant dans le rapport d'autopsie d'Antommarchi du 8 mai 1821 97

Discussion autour des causes de la mort de Napoléon 99

L'hypothèse d'une pathologie urinaire sévère 109

Apnée du sommeil et/ou bipolarisme 117

La théorie du Dr Alain Goldcher (2012) 121

Conclusion..127
Repères chronologiques..129
Remerciements...135
Hommages 137
Bibliographie..139

Du même auteur

- *La pratique dentaire dans les camps du IIIe Reich*, Coll. « Allemagne d'hier et d'aujourd'hui », L'Harmattan (éd.), Paris, 2002.
- *Les dentistes allemands sous le IIIe Reich*, Coll. « Allemagne d'hier et d'aujourd'hui », L'Harmattan (éd.), Paris, 2005.
- *L'influence des dentistes américains pendant la guerre de Sécession (1861-1865)*, Coll. « Médecine à travers les siècles », L'Harmattan (éd.), Paris, 2006.
- *Les dentistes, détectives de l'Histoire*, Coll. « Médecine à travers les siècles », L'Harmattan (éd.), Paris, 2007.
- *Première Guerre mondiale et stomatologie : des praticiens d'exception...*, Coll. « Médecine à travers les siècles », L'Harmattan (éd.), Paris, 2008.
- *Plaidoyer pour un enseignement historique de l'Art dentaire*, Coll. « Éthique & Pratique médicale », L'Harmattan (éd.), Paris, 2008.
- *Quand la dent mène l'enquête…*, Coll. « Médecine à travers les siècles », L'Harmattan (éd.), Paris, 2008.
- *Pionniers de la chirurgie maxillo-faciale*, Coll. « Médecine à travers les siècles », L'Harmattan (éd.), Paris, 2010.
- *Histoires de la médecine bucco-dentaire*, Coll. « Médecine à travers les siècles », L'Harmattan (éd.), Paris, 2010.
- *Odontologie médico-légale : entre histoire et archéologie*, co-écrit avec le Dr Francis Janot, Coll. « Médecine à travers les siècles », L'Harmattan (éd.), Paris, 2010.
- *Dentistes héroïques de la Seconde Guerre mondiale*, Coll. « Médecine à travers les siècles », L'Harmattan (éd.), Paris, 2011.
- *Chroniques odontologiques des rois de France et de la dynastie napoléonienne*, Coll. « Médecine à travers les siècles », L'Harmattan (éd.), Paris, 2011.
- *Les dentistes américains dans la guerre de Sécession (1861-1865)*, Coll. « Médecine à travers les siècles », L'Harmattan (éd.), 2e édition, Paris, 2012.
- *Napoléon Ier et ses médecins*, Coll. « Médecine à travers les siècles », L'Harmattan (éd.), Paris, 2012, **Prix de l'AAMSSA 2012.**
- *Histoire indépendentaire*, Coll. « Médecine à travers les siècles », L'Harmattan (éd.), Paris, 2013.
- *Des dentistes qui ont fait l'Histoire…*, Coll. « Médecine à travers les siècles », L'Harmattan (éd.), Paris, 2013.
- *Odontologie médico-légale et serial killers, la dent qui en savait trop…*, coécrit avec le Dr Philippe Brousseau, Coll. « Médecine à travers les siècles », L'Harmattan (éd.), Paris, 2014.

- *Chirurgie dentaire et nazisme*, Coll. « Allemagne d'hier et d'aujourd'hui », L'Harmattan (éd.), Paris, 2015.
- *Et si la Seconde Guerre mondiale nous était racontée autrement…*, Coll. « Médecine à travers les siècles », L'Harmattan (éd.), Paris, 2015.
- *Napoléon Ier et ses dentistes*, Coll. « Médecine à travers les siècles », L'Harmattan (éd.), Paris, 2016.
- *Archéologies dentaires*, Les Éditions universitaires européennes, Sarrebruck, 2016.
- *Dent et archéologie, une expérience vécue*, Coll. « Médecine à travers les siècles », L'Harmattan (éd.), Paris, 2017.
- *Dents et espions*, Coll. « Médecine à travers les siècles », L'Harmattan (éd.), Paris, 2018.
- *Charles Godon (1854-1923) et Georges Villain (1881-1938), le maître et l'élève*, Coll. « Médecine à travers les siècles », L'Harmattan (éd.), Paris, 2018.
- *ADN, dents et maladies*, Coll. « Médecine à travers les siècles », L'Harmattan (éd.), Paris, 2019.
- *L'or dentaire des nazis*, Coll. « Médecine à travers les siècles », L'Harmattan (éd.), Paris, 2019.
- Réédition commentée du journal satirique des blessés de la face de l'hôpital du Val-de-Grâce (1917-1918), *La Greffe générale*, Coll. « Médecine à travers les siècles », L'Harmattan (éd.), Paris, 2020.
- *Carnet de voyage académicien d'un historien de la médecine*, L'Harmattan (éd.), Collection Médecine à travers les siècles, Paris, 2020, 125 p.
- *Petit manuel historique de l'odontologie du sport*, L'Harmattan (éd.), Collection Médecine à travers les siècles, Paris, 2021, 128 p.
- *Commémoration des 75 ans de l'Ordre national des Chirurgiens-dentistes, Rééditions des Bulletins de 1945*, commentée par le Dr Xavier Riaud sous la direction du président Serge Fournier, L'Harmattan (éd.), Collection Médecine à travers les siècles, Paris, 2021, 334 p.
Médaille de vermeil du Conseil national de l'Ordre des Chirurgiens-dentistes 2022.
Prix Georges Villain d'histoire de l'art dentaire 2021.
Prix « Ouvrage remarqué » de l'Académie vétérinaire de France 2022.
- *Aux origines de l'Odontologie médico-légale, Des « Sherlock Holmes » français*, L'Harmattan (éd.), Collection Médecine à travers les siècles, Paris, 2022, 127 p.
- *Dental World War Two*, Lambert Academic Publishing, 2022, Chisinau, 164 p.
- *Grands dentistes résistants – Pour la France !*, L'Harmattan (éd.), Collection Médecine à travers les siècles, Paris, 2022, 242 p.

Structures éditoriales du groupe L'Harmattan

L'Harmattan Italie
Via degli Artisti, 15
10124 Torino
harmattan.italia@gmail.com

L'Harmattan Hongrie
Kossuth l. u. 14-16.
1053 Budapest
harmattan@harmattan.hu

L'Harmattan Sénégal
10 VDN en face Mermoz
BP 45034 Dakar-Fann
senharmattan@gmail.com

L'Harmattan Cameroun
TSINGA/FECAFOOT
BP 11486 Yaoundé
inkoukam@gmail.com

L'Harmattan Burkina Faso
Achille Somé – tengnule@hotmail.fr

L'Harmattan Guinée
Almamya, rue KA 028 OKB Agency
BP 3470 Conakry
harmattanguinee@yahoo.fr

L'Harmattan RDC
185, avenue Nyangwe
Commune de Lingwala – Kinshasa
matangilamusadila@yahoo.fr

L'Harmattan Congo
219, avenue Nelson Mandela
BP 2874 Brazzaville
harmattan.congo@yahoo.fr

L'Harmattan Mali
ACI 2000 - Immeuble Mgr Jean Marie Cisse
Bureau 10
BP 145 Bamako-Mali
mali@harmattan.fr

L'Harmattan Togo
Djidjole – Lomé
Maison Amela
face EPP BATOME
ddamela@aol.com

L'Harmattan Côte d'Ivoire
Résidence Karl – Cité des Arts
Abidjan-Cocody
03 BP 1588 Abidjan
espace_harmattan.ci@hotmail.fr

Nos librairies en France

Librairie internationale
16, rue des Écoles
75005 Paris
librairie.internationale@harmattan.fr
01 40 46 79 11
www.librairieharmattan.com

Librairie des savoirs
21, rue des Écoles
75005 Paris
librairie.sh@harmattan.fr
01 46 34 13 71
www.librairieharmattansh.com

Librairie Le Lucernaire
53, rue Notre-Dame-des-Champs
75006 Paris
librairie@lucernaire.fr
01 42 22 67 13

www.ingramcontent.com/pod-product-compliance
Lightning Source LLC
LaVergne TN
LVHW021228061026
849535LV00008B/2976
* 9 7 8 2 1 4 0 3 4 0 1 5 4 *